GreenPressブックス

ウィズ・エイジング

何歳になっても光り輝くために……

国立長寿医療研究センター・病院長
鳥羽 研二
Toba Kenji

はじめに

「ウィズ・エイジング」という言葉は私の造語で、いうまでもなく「アンチ・エイジング」に対立する言葉である。老化に逆らい、老化を拒否するアンチ・エイジングに対し、老化に寄り添うというニュアンスを持たせたつもりだが、だからといって悟り澄まし、従容として老化を受け入れ、死んでいくということではない。

年をとるということは、
加齢の過程で若気を整理していくことである。

これはフランスの詩人、ポール・エリュアールの言葉だ。若気とは無分別であったり、血気にはやったりすることだろうが、年をとるということは「若気を整理し」、すべてに達観するようになることなのだろうか。私は違うと思う。たしかに体は若いときのような俊敏な動きを失うだろう。しかし、心まで萎んで、活発な反応を失う必要はない。

私は信州の生まれで、長野県の諏訪清陵高校を卒業した。この高校は質実剛健、バンカラの気風が色濃く残り、私もその校風にどっぷり浸って高校時代を過ごしたのだが、諏訪清陵高校の校歌は、恐らく日本で一番長い校歌だろうといわれている。伊藤長七作詞の第一校歌が八番まであり、中島喜久平作詞の第二校歌が十番まである。私はいままも何も見ずに全部歌えるので、全部引用してもいいのだが、それではページを取りすぎるから、話に関係のある第二校歌の序詞、七番、九番以降を引用しよう。

ああ博労《ばくろう》の槌《つい》とりて
打破せむ腐鼠《ふそ》の奴ばらが
弥生《やよい》半ばのこの夢を

七
朝《ちょう》嵐《らん》暮煙名細《ぐわ》しき
湖山の中にゐごもれる
覇気喚《よ》びおこし武に文に
此の世をさます床虫《とこむし》と
ならでやむべきこの身かは

九

再び槌をふりあげて
いくその魔をば砕けかし
夫《そ》れ質実を経《たて》にして
やよ勤倹を緯《よこ》にして
織りも出でなむ校風を

十

山をも抜かむ意気をもて
海をも呑まむ慨をもて
鉄槌三度かざしては
吾等《あら》が手ぶりに靡《なび》けとや
雄叫べ友よ茜さす
朱曦八荒《しゅぎはっこう》を照らすとき

芙蓉《ふよう》峰頭一点の
理想の花の咲かむまで

歌詞の用語は、はたして高校生にわかるのかといいたいほど難解だが、引用した部分に槌という言葉が3回出てくる。槌とは、いうまでもなくハンマーのことだ。槌を振りかざして、腐鼠の夢を打破しろ、魔を粉砕しろ、われわれについて来いと雄叫びをあげろ、と歌っているのだろう。高校の校歌だから威勢がいいのは当然だとしても、槌が3回も出てくるのは、さすがわが母校である。私はこれが〝若気〟だと思うのだ。そして、年をとることは、これを整理していくことだろうかと、やはりそこに引っかかる。

私は厚生労働省のある委員会で、「そんなのおかしいだろう！」とどなって、テーブルをひっくり返したことがある。そのときはじめて、「此の世をさます床虫と／ならでやむべきこの身かは」が理解できたと思ったのだ。床虫（南京虫）のように嫌われても、この世の迷妄を晴らさずにはおかない、ということの重大さに気がついたのだ。こうした感情を整理、抑制できるということは、たしかにその場はうまく取り繕えるかもしれないが、自分の夢を失うことだと直感した。もちろん同時に、テーブルをひっくり返すことで自分の立場がどれほど不利になったかということも、高校生レベルでは想像もつかないほど、いやというほど思い知らされた。

年をとるということは若気を整理することではない。若気を持ち続け、ときには錆びついているかもしれない鉄槌をふり上げることをしなければ、世の中は前に進まない。若い人が鉄槌を振り上げれば、下手をすると一生を棒にふることもありえる。その点年寄りは、残りの人生は短いのだから、たとえ失うものがあっても、若者ほど影響は大きくない。年寄りこそ若気を思い出し、若気を生かし、世の中を変えていくべきだという点で、エリュアールの言葉は私には納得できない。

ウィズ・エイジングは、老後の隠遁生活を提唱しているわけではない。アンチ・エイジングに血道を上げているヒマがあったら、年をとったことの利点を生かして、積極的に社会に関わっていくことをすすめる、それがウィズ・エイジングだ。そのことをはじめに強調しておきたい。

＊　＊

長く医者をやっていると、患者から思わぬ大切なことを教えられたり、抜かりはないはずと思っていたこちらの説明や態度が、だいぶ不十分であったと思い知らされたりすることが、しばしばである。

こんなことがあった。

10年以上診ている患者のもの忘れが、急に進んだのである。薬も効かず、耳も遠くなったので、老化がかなり進行したものと解釈し、そのまま数年が過ぎた。ある日、ふと思いついて、「耳鼻科にはかかっていますか？」と家族に聞いてみた。かかっていないという。「耳の掃除はしてあげていますか？」と重ねて聞くと、「そういえば、しばらくしていないですね」という返事。すぐ耳鼻科に行ってもらった。あとで聞くと、耳垢がびっしり詰まっていたそうだ。6年ぐらい耳の掃除をしていなかったらしい。もの忘れが急に進んだと見えたのは、多分、耳垢のせいだったろう。耳がよく聞こえるようになったところで、改めて記憶力の検査をしてみると、数値は大幅に改善していた。

耳や目は心の窓である。そこに気がつかなくて何がもの忘れの専門医か！　私は反省しきりであった。

いま情報は街にあふれ、映像や音声という形で心の窓に殺到してくる。自分が認知症になった体験を『私は誰になっていくの？』という本に著したクリスティーン・ブライデンさんは、認知症になると、複数の音や大人数の喧騒が非常に辛く、情報がとれないと書いている。

日本の老化や認知症に関する情報は、一人の体験談でしかないものが、誰にでもあてはまる一般的な真実のように宣伝されることが多く、より本質的な情報はむしろ陰に隠れ、ときに無視されている。

健康について、エイジングについて、何を知るべきか、情報に何が不足しているのか、順を追って書いていきたい。

ウィズ・エイジング

何歳になっても光り輝くために……

――目次

はじめに　3

第1章　アンチ・エイジングを批判する　21

その1　なぜこの本を書くか　23

アンチ・エイジングの蔓延に居ても立ってもいられない　23
ウィズ・エイジングの〝デビュー〟　24
アンチ・エイジングは退場したか　27
ウィズ・エイジングという考え方　29
若き日の失敗　33
単なるアドバイスだけでは足りない　35
老化や病気は人間の本質的なものではない　36
認知症の脳にもすばらしい財産がある　37
アンチ・エイジング対ウィズ・エイジング　40
瞬間の謳歌か、時間軸への畏敬か　42
若さと老いを比較する愚かしさ　45
加齢臭は老人差別　46

高齢社会は無臭ではありえない　47
アンチ・エイジングのもっとも許せないところ　48
なぜいい加減な広告を批判できないか　51
文化的な貧しさの反映？　53
統合医療は時期尚早　54
学問はすぐにはお金につながらない　56
なぜ競争ばかりしているのか　58
老とは知恵のこと　60
年をとらなければ年寄りの気持ちがわからない、では遅い　61
歴史に学ぶしかない　63
肉体・時間・社会についての考え方の相違点　64

その2　さまざまなエイジング理論　67

あなたは現役続行派？　それとも隠居派？　67
エイジズム（年齢差別）を告発　68
プロダクティブ・エイジングとアクティブ・エイジング　70
サクセスフル・エイジング　71
ジェロトランセンデンス　73
ジェロトランセンデンスからウィズ・エイジングへ　75

社会老年学と医学の関係　78
あなたはどの理論を採用するのか　81

第2章　超高齢社会が津波のようにやってくる　85

2055年、日本国民の4割が高齢者になる　87
現在、100歳以上は4万4000人余　89
高齢者の急増はまるで津波　91
なぜ軽症でも救急車を呼ぶのか　93
人間の寿命はどんなに延びても120歳止まり　95
がん細胞は無限に増殖する？　97
大学から老年医学の講座が減っている　98
私もわからなかった　100
老年医学は小児科に似ている　101
お年寄りの病気の特徴　102
薬の管理ができない　104
家族の負担をなるべく増やさない　105
患者・家族も含めたチーム医療が必要　107

お年寄りでは骨折とがんは同じぐらいの悪性度　108
高齢者医療は機能評価から始まる　111
体温や血圧を計るのと同じように機能評価を　112
容赦ないオーストラリアの立ち入り検査　114
入院より退院が不安――退院支援　116
杏林大学高齢診療科の退院支援　118
30万人が死に場所を失う　120
高齢者専用賃貸住宅はかなり怪しい　122
介護保険法の成立は〝事件〟だった　125
「医療経営の最適化」ではなく「高齢者医療の最適化」を　127
安心と希望の介護ビジョン　128
この10年の間に何とかしなければ　130
在宅医療の全国展開を支援する　132
長野県に認知症が少ない理由　134
社会生活のバランスがとれているなら、あえて大騒ぎしない　137
高齢者医療の最前線はエキサイティング　140

第3章　死をどうとらえるか　143
その1　二つの死　145
末期の小康　145
終末期の医療は患者本位で　147
患者と家族のふれあいを妨げない　150
パキスタンの姥捨て伝説　154
家族にどう説明するか　156
父の死　160
在宅医療の態勢を整える　163
いまでも気持ちは揺れている　165
その2　日本人とウィズ・エイジング　167
私の紹介を兼ねて　167
俳句カルタを治療に取り入れる　170
季節感と死生観　173

第4章　ウィズ・エイジングをどう実践するか

第4章　ウィズ・エイジングをどう実践するか　177
その1　〈年代別〉加齢による心身の変化にどう対処するか　179
――40代――　179
――50代――　182
――60代――　187
――70代――　190
――80代以上――　197
その2　ウィズ・エイジング的日常生活　202
美容について　202
ダイエットについて　203
食事について　205
趣味について　207
性について　208

第5章　ウィズ・エイジングで開く未来　211

臓器移植は長寿のためでなく、治療としての研究を　213
脳死について　216
不妊治療はどこまで許されるか　218
延命治療をどこでストップするか　219
孤独死と無縁死　224
西洋医学は漢方薬をどう生かすのか　229
長生きはリスクか　233

〈付録〉

老いのことわざや名言をウィズ・エイジングで読み解く　237
年寄りの冷や水　239
老いては子に従え　239
老いの一徹　240
七十の三つ子　241
年寄りのもの忘れ、若者の無分別　241

年には勝てぬ　242
年の功　242
老婆心　243
「老いは怖くない。目標を失うのが怖い」（三浦雄一郎）　243
おわりに　246

第1章　アンチ・エイジングを批判する

その1　なぜこの本を書くか

アンチ・エイジングの蔓延に居ても立ってもいられない

アメリカで生まれた「アンチ・エイジング」という考え方は、サプリメント業界、美容業界、食品業界などの産業と結びつき、また、医療費削減という政治的な思惑とも合致し、爆発的に普及した。その爆風は日本にも押し寄せ、規制する法律がないのをいいことに、10年ほど前から、やりたい放題の状況を呈している。私は居ても立ってもいられず、個々のアンチ・エイジング商品の効果を科学的な立場から批判しているが、個別撃破では、到底追いつかない現状だ。

そこでアンチ・エイジングという「老化に抵抗する」考え方そのものを批判すべく、それと対抗するウィズ・エイジング、すなわち「老化に寄り添う」という考え方を、機会あるごとに提唱している。

私は長年老年医学に携わってきた者だが、ウィズ・エイジングの概念は何十年も前から、私の中で少しずつ育ってきた考え方だ。それがアンチ・エイジングという嵐に遭遇することでウィズ・エイジングという形に固められた、といえる。しかし、ウィズ・エイジングは、単なるアンチ「アンチ・エイジング」ではない。日本の歴史、文化を背景にした一つの死生観だと思っている。

ウィズ・エイジングの〝デビュー〟

2009年5月31日付朝日新聞朝刊の「私の視点」欄に、私が書いた「ウィズ・エイジングを糧に」と題する一文が掲載された。ウィズ・エイジングという言葉が多くの人の目に触れた最初なので、全文を再録したい。

ウィズ・エイジングを糧に

確実に進む加齢をどう受け止め、上手に老いていくか。高齢化社会の難題を解くかぎのひとつとして、日本人の特質を生かして老化と素直に向き合う生き方「ウィズ・エイジング（With Aging）」を提唱したい。

米国で急速に台頭したアンチ・エイジング（Anti Aging）の概念がわが国へも広がったのは、今世紀に入った頃だった。抗加齢、すなわち、老化現象を悪と決めつけ、何とか逆らおうとする主張であり、いつまでも若々しくと願う中高年の人びとの心理を巧みにとらえた。

若々しくありたいのは自然の欲求だ。しかし、行き過ぎるとどうなるか。たとえば、顔のシワを消したいあまり、危険を冒してまでも胎盤注射の治療に踏み込んでしまう。ここは円熟した知性でシワを年齢に相応の魅力のひとつと受け止めたい。

アンチ・エイジングではその人が社会に役立つか否か、という基準が強調されすぎていると思えてならない。不老長寿があたかも実現できるかのようないかがわしい宣伝すらある。ライフスタイルだけでなく化粧品、薬品、栄養食品、など多様な産業が有望な市場ととらえて殺到している。

ウィズ・エイジングという概念に私が至ったのは、老年医学の現場で長く過ごす中で「老いることにも光を当てるべき良い部分があるのではないか」と考えたからだ。

加齢による変化は否定的に理解されがちである。しかし、本当にそうだろうか。

確かに記憶力は低下するが、判断力や推察能力、寛容さは向上することが少なくない。20代の大学生に比べて70歳の語彙は2倍以上、また自然科学の学問のピークは40～50歳だが人文科学は70歳でもピークを保っているとの研究結果もある。「年の功」だ。

どんな老化現象にもそっと寄り添い、生活上の不自由さはなるべく生じないよう知恵を絞る。たとえ認知症や寝たきりになっても、排泄や食事がなるべく自然に近い状態でできるよう配慮することで、その人らしさを保つ工夫をする。死の際に、額のシワに言葉にならない高齢者の人生を実感できる。単に精神論ではなく、価値あるものとして学問的に証明していきたい。

わが国は長寿国で、介護保険や国民保険など誇るべき制度も多い。謙譲の美徳や協調の精神は今なお日本人の誇るべき長所である。この特質に、加齢を包括的に理解するウィズ・エイジングはうまく融合するのではないか。

老化現象をむやみに嫌ったり落胆したりせず、そうかといって目を背けもしない。その人なりの老化を個性の一部と見なすウィズ・エイジングを、アンチ・エイジングと対極の概念として成熟した高齢社会の糧に育てたいと思う。

その後、ウィズ・エイジングは朝日新聞の「天声人語」欄で肯定的に取り上げられた。

また、東京と大阪でウィズ・エイジングをテーマにシンポジウムが開かれ、私もパネリストとして参加した。さらに2010年4月に、さまざまなアンチ・エイジング関連商品の危険性を指摘した『間違いだらけのアンチ・エイジング』（朝日新書）を出版した。

　ウィズ・エイジングは一定の反響を得たといえる。しかし――。

アンチ・エイジングは退場したか

　アンチ・エイジングという言葉は、いつごろ日本に入ってきたのか。前掲の文章の中で「今世紀に入った頃」と私は書いたが、もう少し詳しく見てみよう。

　2000年に発行されたある医学専門誌が「アクティブエイジング――21世紀の老いを考える――」という特集を組んでいる。ここには65人の老年医学の研究者が寄稿しているが、アンチ・エイジングという言葉は一切出てこない。

　2001年には日本抗加齢研究会（後の日本抗加齢医学会）が設立されたが、これも「日本アンチ・エイジング研究会」という名称ではなかった。つまり、「抗加齢」という言葉はあっても、「アンチ・エイジング」という言葉はまだ知られていなかったと考えられる。

ところが4年後の2005年には、日本アンチ・エイジング医療協会というNPO法人が設立されている。

以上のことから考えて、アンチ・エイジングという言葉が日本に入ってきたのは2002～2004年ごろと推測できる。

私たちがアンチ・エイジングという言葉に接してから、まだ10年も経っていないのだ。アンチ・エイジングという言葉、あるいは考え方は、短時日の間に恐ろしいほど蔓延したわけだが、その原因を考えると、アンチ・エイジングという言葉が産業と結びつき、テレビコマーシャルなどを通して、日々、大量に流されたことが大きい。ためしにインターネットで「アンチ・エイジング」を検索してみるといい。化粧品やサプリメント、美容整形など、相当に怪しげなサイトがぞろぞろ出てくる。

ただ、ここにきて、アンチ・エイジングという言葉を見たり聞いたりすることが、ひと頃に比べ、かなり減ったような気がする。あまりにも使われすぎて、キャッチコピーとしてのインパクトが薄くなり、スポンサーや広告制作者がアンチ・エイジングという言葉を見限ったのではないか。

しかし、ではアンチ・エイジングという志向そのものが弱くなったかといえば、そんなことはないだろう。どう贔屓目に見ても、ウィズ・エイジングにはアンチ・エイジング志向を退場に追い込むほどのパワーは、残念ながらまだない。そこにこの本が出版されなければならない意義もある。

アンチ・エイジングは「エイジング・ケア」などという新しいキャッチコピーで人の目をごまかしながら、依然として健在だといわなければならない。

ウィズ・エイジングという考え方

アクティブ・エイジングという雑誌の特集があったと書いたが、アンチ・エイジング以前にも、いくつもの×××エイジングという言葉、考え方が主にアメリカで提唱された。代表的なものを挙げるとプロダクティブ・エイジング、アクティブ・エイジング、サクセスフル・エイジング、ポジティブ・エイジング、ロバスト・エイジング、エイジング・ウェルなどである。

これらの考え方に共通しているのは、年をとっても何らかの仕事を持ち、活動的であることをよい老年としていることだ。では、活動的であることができない、病気や障害を持つ弱者にとって、よい老年とは何か。その視点が、これらの考え方からは完全に抜け落ちている。

ウィズ・エイジングの考え方〈概念図〉

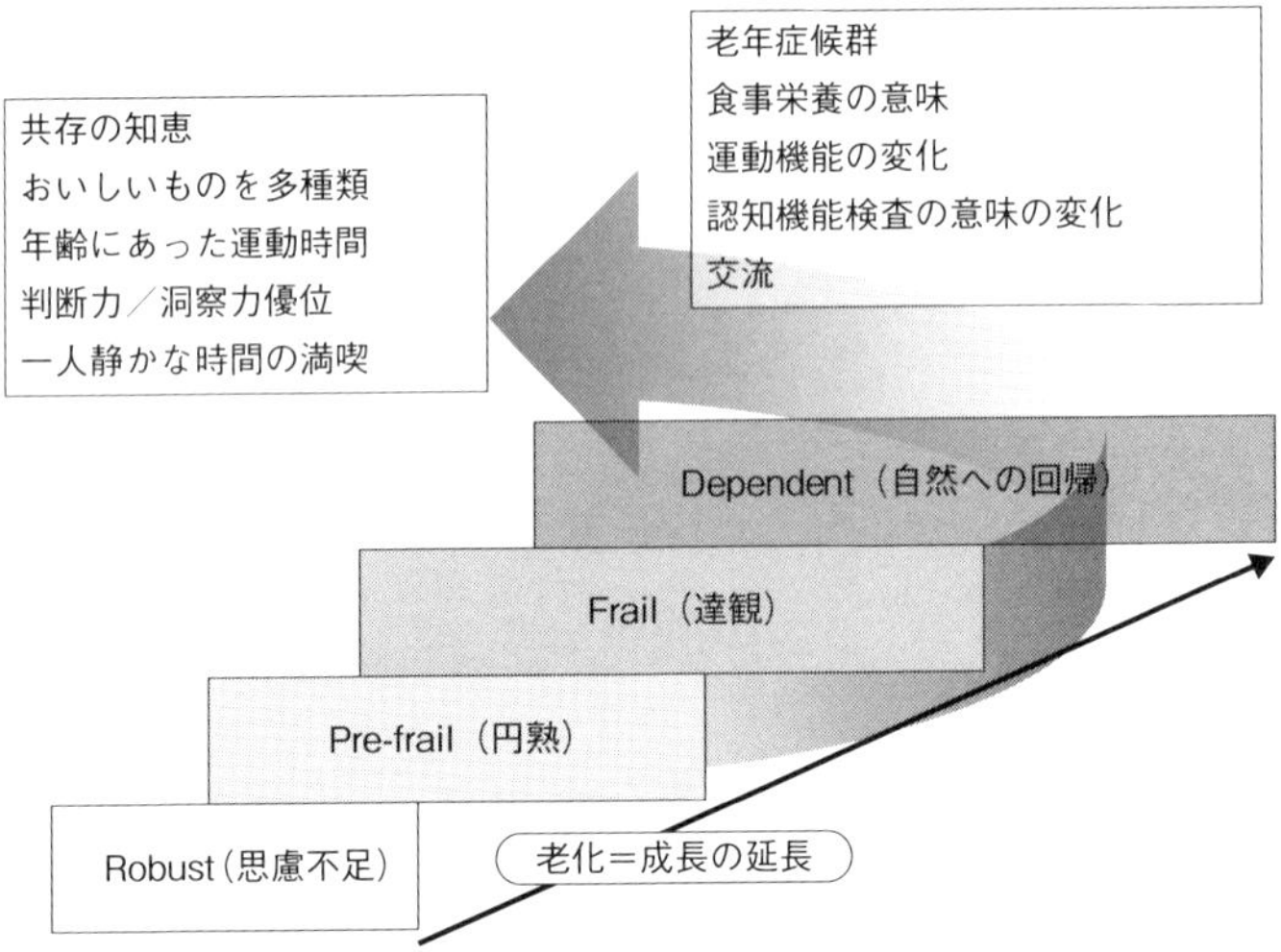

一般的に「老化と衰弱」と考えられている道筋を、ウィズ・エイジングでは次のように考える。

たとえトイレが近くなっても共存の智恵でカバーする。多くを食べられなくなっても、おいしいものを少量、多品目味わうことにすれば、それは逆にメリットとなる。単純記憶の低下は、判断力や洞察力の向上で補ってあまりあるし、交流の減少は、独り静かな時間を若い人より好む変化に呼応したものと考える。

このようにウィズ・エイジングは、加齢は成長の延長であり、自然な道筋であると考える。そしてさらに、その成長の証に光をあてようとする考え方である。言葉を換えれば、死までの光芒を長い時間軸でとらえようとする考え方といえる。

ロバスト（Robust＝剛健な、たくましい）は筋骨隆々であっても思慮不足は否めない。足腰が少しおぼつかなくなっても、それを上回る円熟の智恵があり、一人暮らしが不自由になっても、達観した理念、信念と思いやりがある。要介護になっても、自然への回帰や永遠のものへの洞察があるというように、どこまでも“成長”に光をあてていこうとするのがウィズ・エイジングである。

現在、国際的に認められている老化と衰弱の道筋〈概念図〉

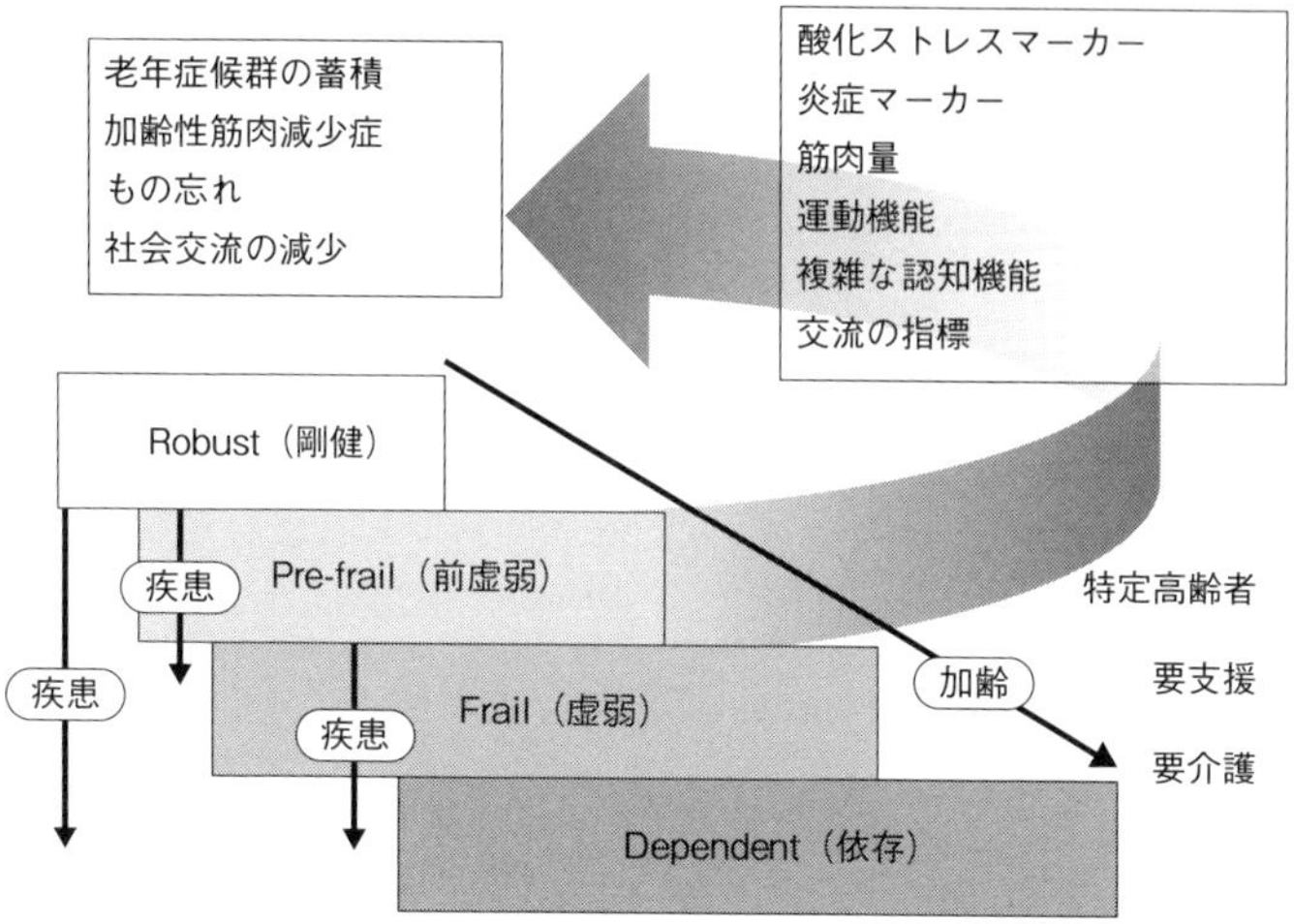

筋骨隆々、活発な壮年が、足元が少しおぼつかなくなる（前虚弱）老年期になると、介護保険で特定高齢者とされ、「閉じこもり」「うつ」「認知機能」「歩行機能」「栄養」などをチェックされる。在宅で、一人暮らしが不自由になると、「虚弱」で要支援とされる。歩行や入浴など日常生活の基本的な部分までが不自由と判断されると、「依存」で要介護となる。

この道筋を医学的には酸化ストレス、炎症、筋肉量などの生物学的な検査値の変化で説明することができる。また、細かな心理検査や社会交流の量的減少としてもとらえることができる。

その結果、病気としてもの忘れや排尿障害などの老年症候群が増え、筋肉量、筋力の低下を招き、認知症が増え、閉じこもりも増えるといった「衰退の道筋」が学説として唱えられており、エイジングが不都合であることの説明にもなっている。

それに対してウィズ・エイジングの基本的な立場は、老化によるさまざまな機能の衰えは認めつつ、しかしまだ残っている機能に着目し、好きなこと、得意なことを積極的に楽しんでいこう、それがよい老年の過ごし方だと考えるのである。失った機能だけにとらわれて暗い生活を送るのは、まだ使える機能や残された時間がもったいないではないか。

日本には「一病息災」というい言葉がある。一つぐらい病気を持っていたほうが、健康に気をつけるようになるので、丈夫で長生きできるという意味だ。ならば、もっとたくさん病気があっても「多病息災」と考えよう、というのがウィズ・エイジングだ。

健康闊達な人はさらに元気に、という点はアンチもウィズも同じだ。しかし、加齢に伴って、軽いもの忘れや歩くのが遅くなるなど、病気とはいえなくてもいろいろな老化現象が起きてくる。医学で元に戻せるものは元に戻すが、老化現象は元に戻せないものがほとんどだ。そんなとき、マイナスの部分だけにとらわれるのではなく、自分のいいところをもっと見つけて、それを生かすように生活を工夫する。現実に無駄に抗うのではなく、現実を受け入れ、それぞれのケースに合った生活に切り替えていく。年をとった自分を卑下するのではなく、積み重ねてきた人生、続けてきた趣味、成熟した自己をもう一度見つめ直し、自信と満足の生活をすることをすすめる、それがウィズ・エイジングである。

年をとれば、体が弱くなり、介護が必要になる場合もあるだろう。しかし、それは断じて敗北ではない。支えてくれる家族、あるいは介護者がいれば、残された自分の機能を最大限に発揮し、楽しく生活することは可能だ。そういうウィズ・エイジング的な生き方を、私は日本に定着させたいと考えている。

死は、だれにも必ずやってくる。死にいたるまでをいかに満足できる時間にするか、そこにこそ注目していく時代がきている。

若き日の失敗

私はなぜウィズ・エイジングという考え方にたどり着いたのだろうか。

若い時分、盛んに勉強をして、医学の知識も日々豊富になっていくと感じられた時代、検査の数値や診察の結果から、正確な診断ができたり、いままで見逃されていた病気を発見したりすることが、無性にうれしかったことをおぼえている。それはいまでもうれしいのだが、しかし、あまりはかばかしい改善が期待できないような病気の場合、病名を患者にどう伝えるか、患者にショックを与えないようにするにはどうしたらいいか、そういうことに関して、若い頃の私は、幾分配慮が足りなかったかもしれない。

多くはないが、患者やその家族の中には、医者に対して非常に攻撃的な態度をとる人がいる。いくつかの病院で診てもらい、Aという病気だと診断された患者がいるとしよう。その人は自分でも一生懸命勉強し、Bという病気だと信じ、私のところにやってくる。Bという病気だといってもらいたいのである。しかし、診察してみると、やはりAである。その根拠を、私は患者が納得するように説明する。若かった私は、そういう患者には、より強く、普通以上に明確に病気のことを伝えなければならないと思っていた時期があった。患者は非常に落胆し、そんな中で、軽いトラブルになったこともある。

時代も悪かった。医療ミスなどが連日マスコミで取り上げられ、医者イコール悪、というような風潮が、社会全体に色濃くあった。医者には「忙しい」などという理由は許されず、そんなことをいおうものなら、マスコミなどから激しく攻撃されるような時代だったのだ。

いずれにしても、いまとなっては恥ずかしい話で、自分の思いが足りなかったと反省している。こういう失敗が、私の考え方の下地になっていることは否定できない。

単なるアドバイスだけでは足りない

考えてみると、人間の病気で、原因が究明されて完治できるものは、感染症などごくわずかしかない。内科で扱うような慢性の病気は、一時的によくすることはできても、完全に治すことはむずかしい。たとえば高血圧にしても、血圧を下げることはできるが、高血圧そのものを治すことはできない。少し進んだがん、認知症、しかりである。病気の大半はそういうものなのだ。

医者の立場としては、なるべくわかりやすく説明して、患者に納得してもらいたい。しかし、患者の立場からすれば、自分の病気のことがどんなによく理解できたとしても、その病気を持ちながら、病気と一緒に生きていかなければならないという現実は変わらない。もしかすると、病気のことが気になって、落ち込んで、うつ状態になってしまうかもしれない。いままで生きてきた支えを見失い、毎日毎日、暗い生活を送るようになってしまうかもしれない。

そう考えると、外来で病名を告げるとき、どんなにわかりやすく、どんなにショックを与えないようにと気を配っても、それだけでは足りない。生活のことを心配してあげたり、「こんなところが不自由になりますから、そこはこうすれば大丈夫ですよ」とアドバイスすることは当然必要だが、それでもまだ足りない。それだけではどうしても冷たい人間関係になってしまうのだ。

患者を全人的に診るとはどういうことなのか。

老化や病気は人間の本質的なものではない

健康と病気というものは、一般に考えられているほど対極的なものなのだろうか。

ほとんどの人は何らかの慢性の病気を持っている。中には致命的な場合もあるが、たとえば高血圧であっても致命的でなければ、薬をのみながら普通の生活を送ることができる。だとすれば、病気もその人の個性の一つと考えてもいいのではないか。ひと頃「老人力」という言葉が流行したが、軽いもの忘れぐらいはその人の個性だ、という考え方が立派に成り立つ、と気づいたのだ。気づいたときは、自分は長いこと医者をやっているのに、一体いままで何を見ていたのだろう、そんな感じだった。この考え方をもっと発展させればいいのだ――。

病気は患者の一部に過ぎない。ほかにいいところがいっぱいある。病気のことが気になって、ほかのことが考えられなくなっている患者に、こんなにいいところがまだいっぱいあるじゃないですかといって、いいところを引き出してやる。残りの人生が少ないとしても、過去にいい思い出があったなら、それを引き出し、昔話をして元気づける。病気は医者にまかせて、患者は自分のいいところだけを考え、元気に生きていけばいいのである。そう考えるようになったのだ。

ウィズ・エイジングという考え方は、老化に伴って増えてくる病気を、単に受け入れるということだけではない。エイジングや病気といったものは避けられないが、それはその人の一部であって、本質的なものではない。人間の本質は生きざまそのものである。だから、年を重ねることでその人のプラスになってきたことはすべて、その人の本質的な財産である。そういう考え方で患者さんに向き合っていこう。それが臨床医としての私がたどり着いた考えなのだ。

認知症の脳にもすばらしい財産がある

もっと具体的にウィズ・エイジングのヒントになったのは、二人の認知症患者との出会いである。

一人は、記憶力のテストでは0点しか取れないのに、習字は非常に上手に書いてくる患者だった。普通の字を書かせてもまったく読めない。しかし、習字は上手なのだ。これは、習字はいわゆる知能として残っているのではなく、イメージとして残っているということなのだが、全然使い物にならないと思われていた脳にも、貴重な財産が眠っているということを教えられた。

もう一人は、普通の介護施設では、言葉が荒くて、もう面倒を見られないと断られた患者だった。認知症のある段階では、言動が荒くなるのは珍しいことではない。

その人は、昔、ゴルフがすごく上手だった。シングルプレイヤーで、クラブチャンピヨンにもなったことがあるという。ある日、その患者が外来に来たときに、「50ヤードのアプローチを教えてくださいよ」と私が頼むと、熱心に教えてくれて、「ちょっと練習しないといかんな」などというのだ。ふだん体操などまったくしない人が、柔軟体操をして、元気になって帰っていった。何の薬を出したわけでもないのに、その人の大好きだったものについておしゃべりをしただけで、目の輝きが違ってくる。荒れて介護施設から断られているのに、ゴルフの話をしているときは、穏やかにニコニコしている。

この二人の患者は、認知症でも重症のケースだが、軽いもの忘れやちょっと手が痺れるぐらいの症状で、そのことだけに気持ちが集中してしまい、落ち込んで暗い生活を送

意味性認知症の患者さんが作製した切り絵

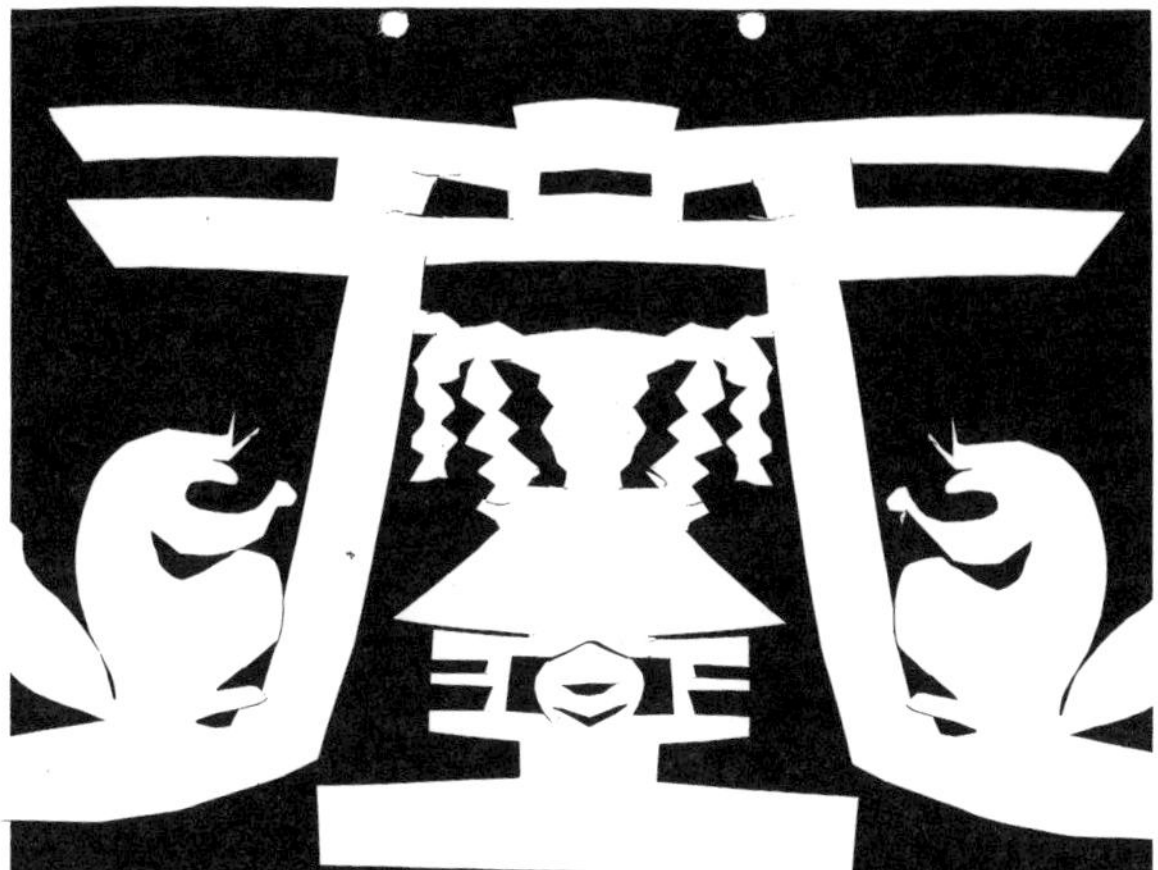

この切り絵の作者は、ものの名前がいえなくなる「意味性認知症」という特殊な認知症の、かなり進んだ患者さんだ。家族の方から、昔から切り絵が得意だったと聞いたので、外来でハサミと色紙を渡し、切ってもらったのがこの作品。ハサミを見せても、「鋏」とはいえないのだが、言葉以外の能力は立派に保たれていることがわかる。「上手だね」とほめると、表情がパーッと明るくなった。実際、鳥居、社、狐、どれをとっても、私のような凡人にはマネのできない出来栄えである。得意な切り絵を作ることが、認知機能の維持にも役立っている。

るのは非常にもったいないと強く印象に残った。

これから団塊の世代の人たちが高齢者になっていくが、仕事からリタイアしてどういう生活を送るかで、認知症一つとっても、発症や経過に大きな違いが出てくる。テレビなどを受動的に見ているだけの生活か、あるいは、昔、得意だったことを再開したり、やらないまでも当時のことをよく話題にして話すかどうかだけでも、まったく違ってくるのだ。

アンチ・エイジング 対 ウィズ・エイジング

たとえばもの忘れのことを例に、アンチ・エイジングとウィズ・エイジングを比べてみよう。

アンチ・エイジングが興味を示すのは、もの忘れの予防というところまでだ。しかし、統計的には85歳以上の女性の4分の1は認知症とともに生きていかなければならない。同じようなことは転びやすいとかトイレが近くなるということについてもいえる。こういう人に対して、アンチ・エイジングは興味を示さない。

一方、たとえ認知症になっても、たとえば絵が上手に描ける人は、それを積極的に生活に生かしていこうと提案するのがウィズ・エイジングだ。

私は以前から『私がアンチ・エイジングを諦めた瞬間』という本をだれかが書いてくれないものかと密かに期待している。絶対、面白い本になること請け合いである。つまり、どんなに一生懸命アンチ・エイジングを実践しても、必ず敗れるときが来るということだ。その〝敗者〟に対して、アンチ・エイジングは見向きもしないだろう。知らん顔を決め込むに違いない。

加齢現象の解明に取り組む基礎老化の研究者は、一見するとアンチ・エイジングを推進する研究をしているように見えるかもしれないが、彼らの中には、このようなアンチ・エイジングの商業主義に眉をひそめる良心的な人も少なくない。

ある程度の年齢になり、たとえば目じりにシワが寄ってくるのは、むしろ思慮深くて理性的だと、私は思っているが、一方で、少しでも美しくありたい、若くありたいという願望は自然なものと考えており、その気持ちまで否定する気は毛頭ない。

オーストラリアに研究に行ったとき、どこのナーシングホームにも、美容室のほかに化粧をするための部屋があり、みんな熱心に化粧をしているのを見学させてもらった。ただ、彼女たちは若い人と同じになろうとして化粧しているわけではないだろう。化粧をすることで心を浮き立たせているのだ。洋服も、くすんだ色ではなく、少し派手な明るい色の洋服を着れば心がうきうきしてくる。

年をとってくると、心が体を支える要素が多くなる。だから、仕事や役割、趣味など、本人の歴史や素養に裏打ちされた心の張りを大切にすることが、元気に生きていくためには重要だ。ウィズ・エイジングは、こういう化粧やおしゃれまで否定するものではない。

「あなたは何歳の自分にもどりたいですか」と質問し、その回答をまとめた、いわゆる希望年齢の統計というものがある。それによると、現在の自分の年齢の7割ぐらいにもどりたいという人が多い。60歳の人は42歳に、50歳の人は35歳の頃にもどりたいというわけだ。これを〝7割理論〟という。50代の人が20代に見られたいなどというのは論外として、7割ぐらいなら、許容範囲内ではないかと思う。

恐らく40、50代はアンチ・エイジングに興味を示す人が多いのではないだろうか。それが80歳ぐらいになると、ウィズ・エイジングに興味を示す人が圧倒的に多くなる。しかし、私がいいたいのはそういうことではなくて、どのような年代の方にもアンチ・エイジングの部分とウィズ・エイジングの部分があり、それはその時々に、各個人がどちらかの考え方を利用していけばいいだけの話だ。ただ、これまでのように、何でもアンチ・エイジングで、敗れたものは敗者だという考え方は間違っている。年齢を重ねることの価値を積極的に認める概念がないと、非常にさびしいということなのだ。

瞬間の謳歌か、時間軸への畏敬か

アンチ・エイジングとウィズ・エイジングの決定的な違いは、肉体的なものを重視するか、それとも肉体は精神の尊さや働きを生かすための道具であるという考えに立つか、どちらに重きを置くかだ。

アンチ・エイジングの場合は、ある時期、とにかく美しくいたいと考え、さまざまなエクササイズをしたり、サプリメントをのんだりする。それでは70歳、80歳になったらアンチ・エイジングはどういう提案をしてくれるのかといえば、そこまでの年齢になればもういいじゃないですか、というわけだ。

では、アンチ・エイジングは美しくいる時期を伸ばすためにどんな知恵を持っているかといえば、あまり持っていない。

いまの50代、60代の女性といえば、アンチ・エイジングのメインのターゲットといっていいだろうが、50代だけを取り出して美しくなろうというのは、医学的には無理がある。たとえば姿勢が悪いのは美しいとはいえないから、腰が曲がったりしないように注意するのは当然だろう。そのためには十分な骨の量が必要になる。骨は20代の後半までに増やさないと、あとは貯金できない。50代、60代まで美しい姿勢を保つには、20代で理想体重より少し多めの体重が必要だ。つまり、20代のころから50代、60代に備えなければならないのだ。

現在の20代はやせている女性が非常に多い。この40年間で、若い女性のＢＭＩ（ボデイ・マス・インデックス＝身長mの２乗で体重kgを割った数値。22が理想体重。日本では26以上が肥満）が、平均で２下がったのである。女性はスラッとしてやせていることが美しいとされていて、みんながそうなろうと努力したのだ。骨の量は体重に比例するから、いまの若い女性は40年前の女性に比べて骨の量が少ない。さらに30代、40代でもアンチ・エイジングで美しくいようとすれば、やせようとするだろう。これでは50代、60代になったときの姿勢の美しさは保証のかぎりではない。50代、60代になって骨が曲がってきたとき、アンチ・エイジングは何をしてくれるだろうか。恐らく、これは病気であって、もはやアンチ・エイジングの対象ではないというだろう。

美しさという観点ではなく、健康とか長生きという観点からいうと、中年以降は小太りがいいのだ。たとえＢＭＩでは肥満でも、糖尿病などの合併症がなければ、肥満は悪くないという意見もある。何か病気をして入院し、退院した後、入院前小太りだった人は元気になる確率が高く、入院前やせていた人は、要介護状態になる人が多い。入院すれば程度の差はあれ、だれでもやせる。つまり中年以降の小太りの部分というのは、病気をしたときのための貯金と考えられる。

美しさや健康が、一生を通してどう守られていくか、その視点に立って、アンチ・エイジングは提供されなければならないはずだ。ところが、現在横行しているアンチ・エイジングは、単なる「瞬間の謳歌」であり、「時間軸への畏敬」が、まったく欠けている。

若さと老いを比較する愚かしさ

老人は若者のように速くは走れない。老人は若者のように重いものを持ち上げることはできない。たしかに老人は若者より〝劣っている〟ように見える。しかし、この比較は間違っている。なぜなら、かつて老人は、若者と同じように速く走れたし、重いものを持つことができたのだ。

逆の比較をしてみよう。これまでの人生で歩いた歩数は何歩か、老人と若者を比較してみればいい。圧倒的に老人のほうが多いはずだ。では若者は劣っているか？　もちろん劣っていない。老人は単に長生きしているから、歩数も多いだけだ。若者も老人の年齢になれば、同じぐらい歩いているに違いない。

現在という時点で、若者と老人、若さと老いを比較するのは間違っている。比較するのなら、一生というスパンで比較しなければ正しい答えは出ない。ところが、アンチ・エイジングは現在の時点で若さと老いを比較し、若い方が走るのが速いから、力があるから、瑞々しいから、などの理由で、一生懸命若くなろうとする。アンチ・エイジングの信奉者は、恐らく、比較の間違いや、商業主義に乗せられていることに、ぼんやりとは気づいている。ただ、同世代との競争に負けたくないだけなのだろう。

私が「時間軸への畏敬」を強調したいのは、比較しようもないことを比較し、瞬間を刹那的に謳歌するアンチ・エイジングの愚かしさを指摘するためばかりではない。老人は劣っている、老化は悪だ、という考え方が、老人に対する尊敬の念を失わせていることに気がついてほしいからだ。「畏敬」という言葉には、そういう思いが込められている。

加齢臭は老人差別

アンチ・エイジングという言葉に「競争」を感じるのは私だけだろうか。表面的なもの、外見的なものを基準に、人びとを競争に駆り立てているように思えてならないのだ。そのいちばん〝負け〟の状態をエイジング、老化ととらえているとしたら、それは大きな間違いである。

何を美しいと感じるか、何をいちばん大切に思うかは、本来、人によって違うはずだ。それを画一的に押し付ける。「健康を損ないますよ」「若さを失いますよ」「お腹が出ているのはみっともないですよ」などなど、さまざまに宣伝する。それらは、場合によっては脅迫的ですらある。

最近では「加齢臭」など、臭いに関しても、脅迫的な宣伝が目立つ。以前、アメリカで「中古車は車内の臭いで前の持ち主の人種がわかる」と発言した人がいて、人種差別だと大問題になったことがある。つまり黒人ならニンニク臭い、日本人ならみそ汁臭いというような、くだらない話だ。アメリカでは臭いを、もっと強い臭いで消す傾向があり、そっちのほうが私などにはつらい場合もあるのだが、体臭は汗腺の違いによるもので、一つの個性だ。それを無臭にしろというのは、一種の民族差別であり、加齢臭を悪だと決めつけるのは老人差別にほかならない。差別社会が生きにくい世の中であることは、言を待たないだろう。

高齢社会は無臭ではありえない

加齢臭で私が思い出したのは、回虫とアトピーの話だ。回虫がいるような東南アジアなどにはアトピー性皮膚炎はほとんどない。極端に清潔を追求し、回虫を駆除した結果、日本中にアトピー性皮膚炎が蔓延したといっても過言ではないのだ。

高齢社会は臭いと無縁ではありえない。排泄物や床ずれの臭い、お風呂にも毎日入れるわけではない。加齢臭を排除しようとする側の基準でいうところの「悪い臭い」は、今後、増えこそすれ、減ることはないだろう。

だいたい、加齢臭を悪と決めつける人は、自分はいつまでも年をとらないとでも思っているのだろうか。脳梗塞で寝たきりになり、オムツの面倒をみてもらわなければならなくなる、その可能性が自分には絶対ないとだれがいえるのか。それを考えると、私は非常に腹が立つのだ。

体臭は悪だといわんばかりのコマーシャルが、毎日毎日流され、それに対してだれも文句をいわない。いえない状況が背後にあるのかもしれないが、おかしなことだ。また、手をすりむけるほど洗う、清潔で無臭の日本という国が、そうではないアジアやアフリカなどの国々とどう向き合っていくのか。このままではまともな付き合いなどできるはずがないと思う。

アンチ・エイジングのもっとも許せないところ

何度でも繰り返して強調しておかなければならないのは、女性が美しくいたいと思うのは当然だし、私はそのことを否定する気はまったくないということだ。ただ、あたかも永遠に美しくいられるかのごとく宣伝し、商品を売りつけるのはよくないといっているだけなのだ。不老不死はありえず、私たちはエイジングには必ず負ける。それを〝負け〟ととらえれば、の話だが。

化粧品はまだわかるのだ。それを使えば見え方が実際に変わるのだから。しかし、いわゆる健康食品などで、実際の効能ははっきりしていないのに、効果があるように宣伝するのは、許せない。たとえばグルコサミンとコンドロイチンが関節に行き、軟骨が合成されるという保証はない。関節液にこの二つの成分が存在することは確かめられているが、それが軟骨になるという証明はない。

グルコサミンについては、軟骨が変形している老犬にグルコサミンを食べさせたら、症状が改善したという報告が一つある。その論文はまじめなものだったが、それを追試して確認した論文は出ていない。論文を発表した科学者は、自分でもグルコサミンを服用してみたのだが、最後は人工関節になった。

基本的に、口から入るものはすべて、そのままの状態では体にとって異物だ。こんなことは中学か高校の生物の教科書に書いてあると思うが、体は口から入るものをすべてブドウ糖、アミノ酸、脂肪酸のどれかに分解し、異物ではない状態にして吸収する。そして必要な成分を必要に応じて、体内で再合成するのだ。しかも、合成された成分がどこか特定の場所にだけ運ばれるということはない。

ただ、アミノ酸を摂りながら運動をすれば、その部分に酸素が必要になり、酸素を供給しようとして血液がたくさん流れ、アミノ酸も供給される。その結果、その部分に筋肉がつく。そういう誘導はありえるが、しかし、単に食べただけで特定の場所に誘導されるということはありえない。サメの軟骨を食べても、ただ分解されて体に貯蔵されるだけだ。もしコラーゲンが分解されずに、そのまま体内に入ったりしたら、アレルギーを起こして大変なことになってしまうし、コラーゲンを大量に摂取すると、膠原病という恐ろしい病気になる可能性もある。コラーゲンを皮膚に塗るのであれば、コラーゲンは一時的に皮膚にとどまるだろうから、「お肌がしっとりします」という表現も、あるいは許されるのかもしれない。しかし、口から食べて効果があると宣伝するのは許されないことだ。

広告を注意深く読んだり見たりしている人は気がついていると思うが、効果あり、とはっきりうたっている商品はないはずだ。すべて「こんなによくなった」という人の談話という形になっている。本人が「効果があった」といっているのだから否定できないという、薬事法逃れの非科学的な手法である。

なぜいい加減な広告を批判できないか

なぜこんないい加減な広告が、なんの批判もなく垂れ流されているのか。

アメリカではＣＡＭ（代替補完医療）といって、薬品以外のいわゆる栄養補助食品が非常に盛んで、薬品に匹敵するぐらいの、何兆円という規模のマーケットがある。研究費も莫大で、日本の１００倍ぐらいはあるだろう。ということは当然、アカデミックなところにもスポンサーからお金が流れているので、批判しにくいという事情があるのだ。数少ない批判雑誌「ジェロントロジー」は、サプリメーカーの大半はスネークオイル・セールスマン（日本語でいえば〝ガマの油売り〟）みたいなものであろうと書いている。

このような批判に対しては「よくぞいってくれた」という意見と、「いや、そうじゃないだろう。われわれ研究者がはっきり白黒をつけていないから、こういうことになるのであって、われわれにも責任がある」という意見とに分かれている。

実際、治せない分野にあやしげなサプリが入り込むという面は否定できない。たとえば変形性膝関節症などはいい例で、薬は痛み止めぐらいしかないのが現状だ。認知症もそうだし、最たるものは、やはりがんだろう。そういう分野には、公認されたものからそうでないものまで、さまざまなサプリメントが入り込んでいる。そして、その最後のターゲットが、筋肉、骨、髪の毛も含めた〝老化〟なのだ。

たとえ変形性膝関節症が克服されても、がんが克服されても、何十年後かに画期的な薬ができて認知症が克服されても、老いて死ぬことが克服されることは絶対にない。エイジングをコントロールできるような大発明がなされるわけはないのだから、アンチ・エイジングは決して廃れることのない商売なのだ。そういう意味では非常にずる賢い。スネークオイル・セールスマンという言葉には、そういうニュアンスが込められている。

アメリカの例を挙げたが、日本の私たちも製薬会社から研究費をもらって、サプリメントの効能や研究を発表することがある。しかし、メーカーべったりではなく、批判するところはしっかり批判しなければいけない。海外では、国際学会などを開くときはサプリメントメーカーの経済的な協力を抜きにしては開けない状況にあり、日本はそこまでではないとしても、一部の学会はそうなりつつある。対岸の火事、として眺めるのではなく、他山の石、としなければならない。

文化的な貧しさの反映？

とにかく老化予防に効果があると証明されているものは、バランスのよい食事と適度な運動、これしかない。ところが、運動がいいということになると、今度はいろいろな運動器具を売りつけられる。ぶら下がり健康法とか自転車をこぐようなマシーンとか、どこの家の物置にも二つや三つの健康器具が、ほこりをかぶったまま放置されているのではないか。

あるいは運動エクササイズのＤＶＤなども、次から次へ新しいのが出て、中にはものすごい売上を達成するものもあるようだ。実は私もビリー・ザ・ブート・キャンプとかいう運動エクササイズを、１回だけやったことがある。翌日、体中が痛くて起き上がれず、ひどい目にあった。付け焼刃で無理にやっても、効果など出るはずがない。

だいたい欧米人には、日本人など問題にならないぐらい太っている人がたくさんいる。恐らくテレビを見ながらジャンクフードばかり食べているに違いない。そういう人を対象にしているエクササイズだから、日本人にはあまり向かない。ただ、画面の中でやっている人が筋肉隆々だったり、女性ならスマートな体型なので、そういうふうになれると錯覚させられているだけだ。第一、日本のような狭い家で、DVDを見ながら、あんな運動をすること自体、滑稽だし、貧しさを感じてしまう。

そんなことなら、仕事を終えた後、できたら仕事以外の仲間と、趣味のスポーツに興じればいいのだ。だが、日本でスポーツをやろうとするとバカ高いお金がかかる。アメリカにいたとき、ゴルフをよくやったが、6ドルでハーフがまわれた。テニスは基本的にタダだった。日本で好きなときにテニスをやろうと思ったら、結構お金がかかる。そこで公立の安いコートを探そうとすると、何時間も抽選のための行列に並ばなければならない。

やっぱり文化が貧しい。その反映だと私は思う。

オーストラリア人で、日本の田舎の民家を改造して住んでいる人がいるらしいが、外国の人に日本のいいところが見えていて、日本人には見えにくくなっている、そんな気がしてならない。

統合医療は時期尚早

話はちょっと横道にそれるかもしれないが、西洋医学、伝統医学、相補・代替医療、それらすべてを統合して研究、医療にあたる国立統合医療センターを設立しようという動きがある。アメリカの影響だろうが、議員連盟ができ、国に１００億円の研究費と医療センターの設立を要望した。結果的には年間９億円ほどの予算がついたようだ。

この議員連盟が、日本学術会議に加盟している各学会に対し、どういう共同研究ができるかアンケートをとったのだ。私たちの長寿医療研究センターにも来たが、日本医学会に加盟している学会では、一つの学会を除いて全面的に賛成する学会はなかった。理由は時期尚早ということである。

国立統合医療センターでは漢方、気功、インドのアーユルベーダ、ホメオパシー、そういう伝統的な治療法をすべて扱おうとしている。有効性が科学的に証明されているものは少なく、それを国がセンターを作ってやろうとするのは時期尚早ではないか。もちろん成果が見込める有望な分野については、共同研究するのにやぶさかではないのだが、これまで長い時間をかけ、地道に研究を続けてきた医学団体が、それに同列に協力するのはいかがなものか、というのが共通した意見だった。

アメリカには代替医療の巨大なマーケットがあることは前にも書いたが、日本でもこの分野のマーケットを育成・拡大したい、つまり成長産業だと議員たちは考えているフシがある。アメリカは錦の御旗として、代替医療の拡大は医療費の抑制になるということをはっきりうたっている。薬屋でサプリなどをたくさん買う人が増えれば、病院に行く人は減るだろうと見込んでいるのだ。日本では医療費の抑制とは書いていなくて、健康増進が目的だとうたっている。しかし、だれが見ても医療費の抑制をもくろんでいることは明らかだろう。だから日本医師会は統合医療に反対している。

学問はすぐにはお金につながらない

エイジングというのは線虫や回虫から哺乳類まで、すべての生物の避けられない過程だ。だから、非常に細かい分野で、地道に研究を続けているサイエンティストが、日本にも世界にもたくさんいる。彼らの研究はますます盛んにしていかないと、老化に伴う有害な作用の防止など、新しい発見もなくなる。それをアンチ・エイジングだからよくない、などとは、私は一言もいっていない。エイジングに関する学問は、非常に大切だ。

ただ、その学問が、すぐにある特定の商品に結びつき、効くとか効果が絶大だとか宣伝するのはちょっと待ってくれといっている。基礎研究というのは本来、何十年か先にやっと一つの薬、あるいは食品などに結びつく、そういう性質のものだ。その研究者が生きている間に、はたして日の目をみるかどうか、そういうジャンルなのだ。論文と商品の間には地球と月の間ぐらいの距離がある。

たとえば運動も代替医療の一つと考えられるが、私が勤めている長寿医療研究センターでは、運動と認知症の関係を、３年がかりで調べようというプロジェクトが始まっている。運動の多い人と少ない人では、３年の間に認知機能にどんな差が出るか、疫学調査のフィールドを使って何千人もの人を追跡調査しようというプロジェクトだ。実は外国には、認知症の発症予防には運動が有効であるというデータがたくさんある。外国でやって正しいという結果が出ているものを、いまさら日本でやる必要があるのかと批判する人もいるが、やはり借り物ではないデータが必要だ。

本来、こうした地道な研究の延長線上に、栄養食品やサプリメントも取り上げられなければならないのだ。薬の代替だから、薬よりも効果は当然弱い。その弱い効果を調べるためには、より厳密なデザインの研究が要求される。たとえばコラーゲンにしても、軟骨が好きで、ふだんからコラーゲン類をたくさん摂っている人と、あまり摂らない人では、効果が違ってくるはずだ。多分、たくさん摂っている人にはほとんど効果はないだろう。

これまではこうした条件を等閑に付して、簡単な動物実験だけで栄養補助食品として認められてきた。アンチ・エイジングの商品群の効果を科学的に証明するのは、そんなに簡単なことではない。統合医療への動きが、この分野に科学的なメスを入れるということなら、科学的でないものを淘汰する動きであるのなら、大歓迎なのだ。ところが現実には、どうもそうはなっていない。マーケットの育成が主眼になっているように見える。

私が、もう一つ恐れているのは、基礎の研究者たちのガマンがなくなることだ。脚光を浴びたいとあせり、動物実験も細胞レベルの実験もせずに、論文だけで実利に結びつけようとする、そんな風潮をアンチ・エイジングは助長している。

なぜ競争ばかりしているのか

日本人は戦争に負けてから絶対的な自分の満足を失い、相対的な満足、つまり他人と比較して満足を得るようになった気がする。昔、「隣の車が小さく見えます」というコマーシャルがあったが、隣よりうちのほうが大きいことで満足感を得ているのだ。

戦後の教育は個人主義、民主主義、自由主義だったから、本来はおのおの一人一人が、自分の満足できる価値観をしっかりと見出して、自分で満足できる人生を生きていくはずなのに、受験戦争が終わるとお金や地位の競争になり、それらの競争が済むと、今度はどちらが若いかのアンチ・エイジング競争になる。

いずれにしろ、自分の拠りどころをきちんと持っている人がどれぐらいいるのか疑問だし、拠りどころを持たないことになぜ不安を感じないのか、私はそれが不思議でならない。もちろん不安を感じて宗教に走り、集団的な満足を得るという人もいるだろうが、何か目先のことばかりやっている。いったい何をやっているんだろうと思う。そんなことだから世界から尊敬されないのだと悲しくなる。

アメリカという国は、まさに競争の世界で、勝者と敗者がはっきり分かれる。勝者はすべての栄華を得、敗者は金銭面、教育面、衛生面、すべての面で発展途上国並みの生活を強いられる。これが競争原理の社会であり、アンチ・エイジングという考え方は、その中から生まれてきたということは、よく知っておく必要がある。

一方、ヨーロッパからはジェロトランセンデンスという理論が生まれた。後でさまざまなエイジング理論を概観するので、詳しいことはそちらに譲るが、ヨーロッパは歴史が深いだけあって、アンチ・エイジングとは異なる、外見よりも精神的なものに重点を置いた理論を生んだといえる。日本人にも受け入れやすい部分が含まれているのだが、残念なことに日本ではほとんど知られていない。アンチ・エイジングの普及ぶりとは好対照をなしている。

老とは知恵のこと

それにしても「老」のイメージが、なぜこれほど貶められてしまったのか。「老」とは、もともと知恵を持った存在というニュアンスで使われていた。江戸時代には「大老」とか「老中」というのはもっとも高い地位だった。「老練」「老巧」などは経験を積んだ者だけが持つ技術や知恵という意味だ。「老獪」は、あまりいい意味には使われないが、それでも抜け目がなく、憎らしいほどの知恵者ということだろう。「老人」は、本来いい意味でも悪い意味でもないはずだが、あまり好ましいニュアンスで使われることは少ないと感じるのは、私の僻みだろうか。「老醜」「老害」「老々介護」など、「老」に対して否定的なニュアンスが強調されているような気がして仕方がない。

日本の政治家は、最近は若い人もたくさんいるが、少し前はサラリーマンなら定年を過ぎているような年齢の人ばかりだった。あまりに高齢者が多くなり、年齢制限を設けた政党もあるようだが、政治の世界では35歳の人より65歳の人のほうが、判断力や指導力の面で、リーダーにふさわしいという思いは、かなり一般的なものではないか。

私は何も政治家はみんな高齢者がいいなどと主張しているのではなく、「老」の長所をもう少し見直す必要があるのではないかといいたいだけだ。

老化についてもそうなのだ。老化のマイナス面ばかりが強調されるが、たとえば老化による免疫力の低下は、アレルギーを緩和する。認知症は死への恐怖を取り除く天の配剤である――。見方によっては、老化にもそういうプラス面もあるはずなのだ。そういう議論が全然なされない。

たとえばテレビ局のように、比較的若い人が活躍する世界では、60代以上の視聴者の気持ちを想像することはむずかしいのかもしれない。日本の文化が、そういう若い人にリードされがちであることの問題点を分析する必要があると思っている。

年をとらなければ年寄りの気持ちがわからない、では遅い

私自身そうだが、時間とともに、年齢とともに、病気や人生に対する見方が変わってくる、ということがある。人間を見る目も、一つの見方だけで判断するのではなく、多方面から相手を見ることで判断する、そういうことが、年をとればできるようになる。そうなれば相手のいいところを見つけることができる。

一般の人なら「年をとればできるようになる」で構わない。しかし医者は、それでは

遅い。私はウィズ・エイジングにたどり着くまで何十年もかかったが、それでも高齢者を診る医者だったので、人間を多方面から見る重要性に、そして、その人のいいところを見つけ出す重要性に、割合早く気がついたほうだろう。

「自分も年をとって、はじめてお年寄りの気持ちがわかった。お年寄りを診る医学や学問は大変だね」

臓器別専門の先輩の医者たちが、私によくいうのだ。しかし、それでは遅い。70歳、80歳になってから、老人の気持ちがわかっても、ご本人たちにはすでに社会的な影響力がほとんどない。その人たちの個人的な感慨にとどまって、いつまでたっても老年医学の重要性に社会は気づかない。

社会全体がウィズ・エイジングという考え方になるには、長い時間がかかるかもしれないと、私が思ってしまう所以だ。

自分たちの親が病気になったり、亡くなったりしたときが、老年医学の重要性に気づくチャンスなのだが、残念ながら、お年寄りを大切にする医療や考え方にまったく価値を置いていない医者が山ほどいる。それが現実だ。ましてや細胞をいじって不老長寿を実現しようとか、アンチ・エイジング方面の研究をしたりしている人たちは、自分たちがやっていること以外に関して、ほとんど興味を示さない。それはつまり、自分の老いということについて想像力を欠いているということだ。自分の老いを想像できない人間が、社会全体の老いなど想像できるはずがない。

日本はこれから超高齢社会になるわけだが、仮に日本人の平均年齢が65歳になったとき、アンチ・エイジングなど何の役に立つだろう。

歴史に学ぶしかない

日本人がなぜ長命長寿になったかを考えてみよう。

私は世界中の食生活の中で、日本の戦後の食生活ほどよいものはないと、機会あるごとに力説している。野菜と魚介類を中心にした、いわばお年寄りの食事に、唯一不足していた動物性たんぱく質をプラスし、摂り過ぎていた塩分を減らした。これで脳卒中が減り、多品種を食べることで動脈硬化も、認知症も起きにくくなった。多種類の食品をバランスよく摂ることは、さまざまな老化を予防するというデータがある。

食事は典型的な例だが、私たちの先輩であるお年寄りの生活様式をよく勉強し、何をどう変えることが長寿につながったのかを知ることは、私たちの今後に、非常に有用だ。何もわざわざ外国に学ばなくとも、世界一の長寿国である日本には、身の回りに教訓がいくらでもある。

戦後史を学ぶ、これはウィズ・エイジングの「時間軸への畏敬」に通じる。世界一の長寿国が、新しい物質をちょっと摂取すれば長生きできるとか不老長寿になるなどと騒ぐのは、片腹痛い話だ。勉強不足以外の何ものでもない。

肉体・時間・社会についての考え方の相違点

この項の最後に、アンチ・エイジングとウィズ・エイジングの、代表的な相違点をまとめておこう。

肉体について

アンチ・エイジングは人間の内面を問わず、肉体的な外見や機能をもっぱら重要視する。老化を悪いこととしてとらえているため、老化の端的な表われである肉体的な衰えを何よりも憎む。その結果、サプリメントやエクササイズなど、効果が科学的に証明されていない方法をも駆使して、若さを保ったり、若さを取り戻そうとすることに血道をあげる。

ウィズ・エイジングは肉体を精神の働きを生かすための道具ととらえる。老化は悪いことではなく、きわめて自然なことと考える。老化に伴う肉体の衰えについては、生活に支障をきたすほどの不都合には、効果が科学的に証明された方法で対処する。顔のシワなど外見的な〝不都合〟については、おのおのが理性的に対処することを望む。

時間について

アンチ・エイジングが問題にするのは現在である。「いま私は美しいか」「いま私は実際の年齢より若く見えるか」が最大の関心事で、つまり「瞬間の謳歌」だ。自分がやがて病んで死ぬことなどは考えないように努めるのである。

ウィズ・エイジングは、年をとることは避けられないこととして受け入れる。それも単に否定的に受け入れるのではなく、年をとることに積極的な価値を見出していこうとする。

加齢を受け入れるのだから、死もまた自然なものとして受け入れる。時が過ぎていくことに対してみだりに抵抗せず、尊重しようとする態度、これが「時間軸への畏敬」である。

社会について

アンチ・エイジングの社会は、競争社会・格差社会・市場原理主義社会である。若さの競争をし、私のほうが若いと格差をつけて満足する。それを背後で操っているのは、商品が売れることを至上命題とする市場原理主義なのだ。

ウィズ・エイジングは、老化は個性だととらえる。個性とは人それぞれということだ。たとえば顔のシワが5本の人は、10本の人より若いと考えると格差社会になってしまう。5本の人には5本でしか出せない味わいがあり、10本の人には10本でしか出せない品格があると考えれば、比べることができない。ウィズ・エイジングの社会は競争のない、時間がゆったりと流れる、暮らしやすい社会である。

その2　さまざまなエイジング理論

あなたは現役続行派？　それとも隠居派？

エイジングには「加齢」と「老化」の二つの意味がある。アンチ・エイジングを「抗加齢」と訳すのは、時間の流れに抵抗することになるので、無理がある。年をとっても容貌などを若く保つという意味なら、「抗老化」と訳すべきだろう。

それはともかく、どのように年を重ねるのが望ましいのか、どんな老人になるのが、本人にとっても社会にとってもハッピーなのか。この問題については、主に社会老年学の研究者たちがさまざまな理論を発表してきたし、議論も行われてきた。

１９６０年代から70年代にかけて、アメリカでは活動理論と離脱理論という二つのエイジング理論が対立し、議論された。

活動理論とは、生涯現役でいることをよしとする考え方で、アメリカの中産階級に支持された。これをアンチ・エイジングの源流と見ていいだろう。一方、離脱理論とは一定の年齢に達したら社会的な役割から解放され、悠々自適に暮らすことをよしとする考え方だ。わかりやすくいえば現役続行派と隠居派の対立といっていい。この対立は実り多い議論とはならず、曖昧なまま終わってしまった。

エイジズム（年齢差別）を告発

「老年医学の祖」といわれているロバート・バトラーが『Why survive? Being old in America.』（邦題『老後はなぜ悲劇なのか？ アメリカの老人たちの生活』）という名著を著したのが1975年だ。この本は大きな社会的反響を呼び、翌年、ピュリツァー賞を受賞した。当時のアメリカでは、いや現在でもその傾向は強いのだが、「老後の沙汰も金次第」といわれており、社会保障や医療が高齢者にきわめて不十分な状況だった。バトラーはそれを赤裸々に書き、告発した。

私は1989年から2年間、アメリカに留学したが、そのときに公的な老人ホームと有料の老人ホームを見学した。公的施設のほうは狭いところに詰め込まれていて、大変汚いものだった。有料施設のほうは日本と同じホテルライフで、快適なものだった。有料といってもそれほど高いわけではないが、月々20～30万円はかかる。私が留学したのはテネシー州で、その南にあるミシシッピー州がアメリカではいちばん貧しく、平均年収が８０００～９０００ドル。これは当時の日本円に換算して１１０万円ぐらいだろう。年収が１１０万円では、月々20～30万円の施設に入れるわけがない。日々食べていくのが精一杯、新聞もないような生活だ。そういう人々が公的施設に入っていたのだ。

アメリカンドリーム、つまり、アメリカは、だれでも成功してのし上がれる社会といわれる。ということは、失敗した人が貧しい生活をするのは当然、とされる格差社会だということだ。本当に公平に、だれでものし上がれるチャンスがあるかといえば、はたしてどうだろう。首をかしげる人も多いに違いない。

バトラーは「老人の幸福感や心身の健全さ、適応のレベルが、社会の態度、偏見、貧困によって大きく影響されることを知った」と書いている。そして、老人というものは病気がちであり、感情的にも常人からかけ離れており、人生に飽きている。もうろくは避けられず、非生産的で、新しい変化に抵抗する――こうした老人に対するイメージや固定観念が、偏見や差別を生んでいると指摘し、それをエイジズム（老人差別）と名づけた。エイジズムは現在では、性差別、人種差別と並んで三大差別といわれている。

プロダクティブ・エイジングとアクティブ・エイジング

エイジズムを批判するバトラーは、1980年代半ばからプロダクティブ・エイジングを提唱し、先に挙げた老人に対する固定観念の転換を図ろうとした。すなわち、エイジズムは高齢者のプロダクティビティ（生産性）を過小評価している。高齢者の能力を社会はもっと活用しなければならないと主張したのだ。

この背景には、高齢者が増えれば介護や社会保障などの社会負担が増えるという考え方があった。生産性といっても必ずしも有償労働だけではなく、ボランティアや家庭内の無償労働などもプロダクティビティの概念に含ませた。高齢者の生産性を高めることは、高齢者の社会的な適応を高めることにつながるし、社会にとっても社会負担の軽減になる。つまり双方にとってよいことであると考えたのだ。

しかし、プロダクティブ・エイジングに対しては、経済優先主義に陥りやすい、あるいは意欲と能力のある高齢者はいいかもしれないが、そうでない高齢者にはあてはまらないなどの批判が出た。

プロダクティブ・エイジングと似ている理論で、1990年代後半ぐらいからWHO

（世界保健機関）などが提唱した概念がアクティブ・エイジングだ。これはプロダクティブ・エイジングの中心的な要素を取り込みながら、それよりもっと広い、包括的な概念をめざしたものだ。つまり、雇用とか生産活動に限定せずに、ＱＯＬ（クオリティー・オブ・ライフ＝生活の質）や心身の平安をも重視した、高齢期の生き方のモデルとして提唱された。

ただし、プロダクティブ・エイジングにしろアクティブ・エイジングにしろ、高齢者もできるだけ活動的であることを求めており、その意味では活動理論の流れを汲む考え方といえるだろう。

サクセスフル・エイジング

サクセスフル・エイジングという用語自体は古くからあるものだが、厳密に定義して使われていたわけではなく、漠然と「よい人生で天寿をまっとうする」というぐらいの意味で使われていたようだ。この漠然としたサクセスフル・エイジングを、最初に厳密に定義しようとしたのがアメリカのローとカーンで、１９８７年のことだ。

彼らは「疾病などにより老化が促進されない」ことをサクセスフル・エイジングと考

えた。これはだれが見ても消極的な定義で、病気にならなければサクセスフルか、長命＝サクセスフルかといえば、そうではないだろう。

そこで1997年、ローとカーンはサクセスフル・エイジングの概念を発展的に再定義した。それによれば、まず疾病予防や疾病コントロールがきちんとできていること。次に、認知機能や身体機能が高いこと。さらには社会参加、社会貢献していること、この三つをサクセスフル・エイジングの条件とした。しかし、これらはすべて客観的指標であり、三つの条件すべてを満たしても、本人が満足していなければサクセスフルとはいえないのではないか、という批判が出た。そこで第四の条件として、主観的幸福感を加える研究者もいる。

サクセスフル・エイジングもいわば活動理論であり、社会参加や社会貢献という部分については、離脱理論側から反論があったことはいうまでもない。また、現在のような超高齢社会には、サクセスフル・エイジングは通用しないのではないかという根本的な疑問も出されている。超高齢者は健康状態が悪い人が多く、その人たちにサクセスフル・エイジングをすすめるのは実際的ではない。

私たちはこれから超高齢者になることも視野に入れて生きていかなければならないが、そのための新しいエイジング理論が必要であり、ウィズ・エイジングがその一つとして育ってくれることを願っている。少なくともアンチ・エイジングにその役割を期待することができないことは明らかだろう。

先を急ぐ前に、もう一つ、これまでのエイジング理論とはまったく異なるものを紹介したい。

ジェロトランセンデンス

ここまで紹介してきたエイジング理論は、すべてアメリカで生まれたものだ。また、高齢者を社会に引っ張り出すための、あるいは引っ張り出したほうがよいという観点から作られた理論だ。しかし、ジェロトランセンデンスはまったく違う。

ジェロトランセンデンスは１９８０年代後半に、スウェーデンの社会学者トーンスタムによって提唱された概念だ。ジェロはギリシャ語で老人を意味し、トランセンデンスは英語で超越、卓越、優越などを意味する言葉で、ジェロトランセンデンスは「老いの超越」などと訳されるが、一言でいうと個人の老化に伴う精神的な変化、哲学的な変化に着目した理論と考えるとわかりやすい。

トーンスタムの調査によれば、高齢者は若い人に比べて一人でいたい時間が非常に増えてくるという。まわりの人にいろいろ世話をやかれたり、子どもと同居して四六時中一緒に過ごすなどというのは、高齢者にとってはむしろアンハッピーで、食事のときにちょっと一緒にいて、あとは放っておいてもらったほうがいい。すなわち、自分の世界というものがあって、社会的な交流とか労働とかに規則正しく携わりたいというような人ばかりではない。むしろ、今後はそういう人が増えるだろうとトーンスタムは予測したのだ。

もう一つ、ジェロトランセンデンスが提起したのは、高齢者は時空の世界に住んでいるということだ。単なる現在とか地域とかではなく、過去の思い出などが現在と直につながる時空という世界に、高齢者は住んでいる。年をとると歴史に興味を持つ人が増えてくるのは、実感として私たちも知っている。たとえば松本清張の晩年の小説はほとんどが歴史小説だった。手塚治虫もそうだ。なにも小説家や漫画家がそうだというのではなく、一般の人もそうだろう。人間が成長したり、年をとったりすることで、思考過程がそういう変化を遂げるというのだ。私がウィズ・エイジングを考えるとき、時間軸という視点を取り入れたのは、このへんの影響があったからだ。

時空の概念が理解できると、ジェロトランセンデンスが宇宙とか真理への畏敬といっていることも理解できるだろう。相対的なものより絶対的なもの、普遍的なものへの欲求が、年とともに深まっていく。そういう高齢者の一面がよく描写されている。

ただ、日本には八百万の神といって、自然現象から草木、生物、無生物などすべてに神が宿るという信仰があり、常に自然と向き合って暮らしている。また、日本人は四季の移り変わりについての感性が非常に鋭敏で、年をとると、こうした感覚が一層研ぎ澄まされてくる。自然との一体感の中に時間軸があるのだ。これはサクセスフル・エイジングにもジェロトランセンデンスにもないもので、ウィズ・エイジングが持っている特徴の一つだ。

ジェロトランセンデンスからウィズ・エイジングへ

初めてジェロトランセンデンスを知ったとき、びっくりした。自分としては長年、老年医学に携わってきているつもりだったので、ジェロトランセンデンスを知らなかったということに、まず驚いたのだ。そして、アメリカの活動理論とは全然違う、こんな理論があることに興味を引かれた。と同時に「ちょっと違うな」とも思った。何か遠い感じがしたのだ。

サクセスフル・エイジングの「ずっと現役でいて社会とのつながりを持つべきだ」と

か、アンチ・エイジングの「お肌のハリを保とう」などという主張は、非常にわかりやすい。それに比べ、超越とか超克とか、お坊さんならともかく、私たちはそこまで解脱できない。といっても、ジェロトランセンデンスは宗教ではないので、悟りを開けなどといっているわけではない。悟りのようなものに老いの超克は含まれるという考え方だ。禅という言葉も出てくるが、もしジェロトランセンデンス理論が花開くとしたら、東洋においてしかないと思う。「禅」などの言葉に対する下地ができていないと、受け入れるのはむずかしいのではないか。

ジェロトランセンデンスは超越といっているが、つまりは衰退、縮小していくものが、どういう風にバランスをとって生きていくかということを考えているわけで、アメリカやヨーロッパのような競争社会では、もともとマイナーな考えに止まらざるをえない。アメリカの学会でジェロトランセンデンスが話題になったなどとは聞いたことがない。アメリカでジェロトランセンデンス的なものを探すとすれば、終末期医療で行われるスピリチュアル・ケアというカウンセリングが似ているかもしれない。しかしスピリチュアル・ケアは、あくまでも個人の死への恐怖をやわらげるために行われるもので、若いときから身につけるべきエイジング理論ではない。

ジェロトランセンデンスは日本でもほとんど知られていないし、専門に研究している人も数人しかいない。しかし、輪廻の思想などを手がかりに、ジェロトランセンデンスが日本に受け入れられる可能性はあると思う。ジェロトランセンデンスを日本の風土に合わせてアレンジするにはどうすればいいか、それをテーマにしている研究者もいる。

私は一時、ジェロトランセンデンスを本格的に研究しようと思ったことがある。しかし、読んでいくうちに、いくつか気になることが出てきた。

まず第一に、むずかしい。

次に、高齢者の思考過程の統計に終わっていて、そこから踏み出す一歩が見えてこない。さらに、どうも社会からの落ちこぼれ理論みたいに読めないこともない。

そうではなくて、老化に伴う精神的な成熟を、もう少しプラスにとらえなければいけないのではないか。これだけ高齢者が多い社会なのだから、無批判に若さに飛びつくほうが落ちこぼれであり、高齢社会からの離脱なのではないか。

日本は、高齢者の人口が子どもの人口を超えている。恐らく全国民の平均年齢は50歳に近づいているだろう。そういう社会では、50歳の人がエイジングをどう考えるか、それによっていまの高齢者に対する対処が違ってくる。たとえば3年前に発表された「安心と希望の介護ヴィジョン」では、福祉は負担と表現されていた。福祉は国民負担だと。ところが自民党から民主党へ変わった政権交代後は、医療や福祉は成長産業ということになり、いまでは負担と表現する人は少なくなっている。わずか2、3年で変わってしまった。

エイジングをどうとらえるかによって、言葉も政策も変わってくるのだ。

社会老年学と医学の関係

エイジングについてのさまざまな研究は、主に社会老年学の分野で行われている。では社会老年学と医学、特に老年医学はどういう関係なのだろう。

昔は、社会老年学と老年医学はまったく別のものと思われていた。たとえば、ある病気で老人が死亡した場合、医学的には高血圧が命取りになったとか、糖尿病が原因であるなどと説明する。しかし、その人が独居であったかどうか、どのぐらいの教育程度であったか、年収はどのぐらいあったか、医療機関は近くにあったかどうか、などの社会的な要素については、医学は関知しなかった。

ところが、人間は社会的な生きものだから、体も社会的な要素から大きな影響を受ける。精神疾患などは、社会的な要素がダイレクトに原因そのものであることも多い。たとえば、認知症の決定的な予防法というのはまだないのだが、社会的にどういう人が認知症になりやすいかという情報は、医学的にも非常に重要だ。

　認知症の人が、月に何回ぐらい友だちと会っていたかを調べ、統計をとる。そうすれば、やはり友だちとほとんど会っていなかった人より、頻繁に会っていた人のほうが認知症になりにくいということがわかる。病気に対して、そういう社会学的なアプローチをしていくことを疫学というが、いま盛んに行われている。福岡県久山町の住民を対象に、長年追跡調査をしているいわゆる「久山町研究」は、まさにその代表例で、多くの成果をもたらし、世界的にも有名だ。

　日本ではあまり話題にならなかったが、ニューヨークでは炭酸飲料に課税するという法律ができた。これも疫学研究の結果に基づいている。つまり、貧乏人ほどジャンクフードをよく食べ、炭酸飲料をよく飲む。要はハンバーガーをコーラで流し込んでいるわけだ。その結果、脂肪や砂糖を摂り過ぎ、メタボリックシンドロームになりやすい、という研究結果が出たのだ。メタボはさまざまな病気を引き起こし、医療費がかかる。そこでコーラなどの炭酸飲料に高い税金をかけて、消費を抑制しようというわけだ。飲み物なしでは、そうそうジャンクフードも食べられない。貧乏人の健康を第一に考えたわけではなさそうで、へんな法律ができたものである。

　日本で社会老年学の成果といえば、やはり介護保険だろう。介護保険は日本の親子社会を変えたといっていい。いままでは、年をとった親の面倒は子どもが見るのが当然だった。子どもが不甲斐ない親不孝者である場合にのみ、老人ホームにあずけられていた。悪い言葉でいえば、老人ホームに捨てられていたのだ。ところが、みんなが親の面倒を見られない社会になってしまった。では、だれが親の面倒を見るかといえば、社会全体で見るほかない。

そこで親の面倒を見る社会サービスが始まったのだ。それ以来、親を特別養護老人ホームに入れたり、老人保健施設に入れたりしても、親不幸者といわれなくなった。ここ20年で、老人ホームは親不孝の施設から、ぜひ入りたいあこがれの施設に変わったのだ。6畳に8人が詰め込まれていた施設が、全個室で、自分が住んでいるマンションより通路が広く、下手な病院より衛生的な施設に変貌したのだ。

建物がきれいになっただけではない。70年代、80年代は、老後は悲惨だった。親不孝といわれるから、親を老人ホームにはあずけられない。そこでみんなは親を病院にあずけっぱなしにしていたのだ。いわゆる老人病院である。そこでは山ほど薬が与えられていた。ご飯やお茶漬けにも、薬が入れられていた。暴れる患者は、ベッドに縛りつけた。動けないから床ずれを起こす。一日中、上ばかり見ているから、頭がどんどん萎縮し、手足も硬直して死んでいったのだ。これが老人病院の実態である。高齢者医療の恥ずべき部分だ。こうした背景、負の記憶が、次章で述べる療養型病床を減らそうという動きにつながっていくのだ。

いずれにしても療養型病床も一新され、きれいになった。そうでないところもあるが、20年前とは比べものにならない。こうした大転換を可能にしたのは介護保険制度であり、それを先導したのが老年社会学の理論なのだ。

あなたはどの理論を採用するのか

いくつかのエイジング理論を紹介したが、これはどれが正しい正しくないという問題以前に、自分はどの理論で定年後を過ごすのか、それを考える際の選択肢ととらえればいいのである。もちろんその場合は、理論を比べる余裕があることが前提で、あなたがもし、年をとっても否応なしに働かなければならない状況にあるとしたら、理論も選択もないのだが……。

活動理論が優勢なアメリカやヨーロッパでは、高齢者の社会参加が盛んに行われている。飛行機に乗れば客室乗務員の年齢が高いことは一目瞭然にわかる。図書館で働いている人も高齢者が多いし、保険勧誘員、公園の受付、みんな高齢者だ。

これに対して日本では、自営業の人は別として、男性のサラリーマンは、定年後リタイアして仕事をしない人が多い。60歳で定年を迎え、平均寿命の80歳まで生きるとして、その20年間はどの理論でいくか、それを考える際の参考までに、練習問題を一つ用意した。

【問題】

定年後、仕事をせず、年金で生活をすることは、アンチ・エイジングなのか、サクセスフル・エイジングなのか、ジェロトランセンデンスなのか、ウィズ・エイジングなのか、それぞれの立場から解説しなさい。

問題に多少無理はあるのだが、私なりの解答も用意してみた。

〈アンチ・エイジングの立場から〉

アンチ・エイジングはリタイア前までの人を主なターゲットにしているので、リタイアした人がアンチ・エイジングでいこうとする場合、つまり社会との関係も希薄になり、場合によっては少し疎外されたりしたとき、アンチ・エイジングにどんな処方箋があるのか、よく見えてこない。人より若いと感じられるよう、サプリメントをたくさんのみながら、男性ならスポーツ、女性なら美容、ヨガ、ダンスなどに熱中することで、体と生活に張り合いを持たせる、といったところだろう。普通のサラリーマンだった人が、年金だけでどこまで続けられるか疑わしいが……。アンチ・エイジングの信奉者が地元の老人会に入るなどというのは、イメージとしてそぐわないが、あるいは老人会の中でも、「私のほうが若い」などと、心の中で競争するのだろうか。

いずれにしても、若いのがいい、若くないとサクセスフルではないという、不思議な考え方なのだ。

〈サクセスフル・エイジングの立場から〉

ボランティアや地域の活動などに積極的に関与するのでなければ、「年金暮らし」という選択そのものが、サクセスフル・エイジングとはいえないだろう。もちろんプロダクティブ・エイジングでもアクティブ・エイジングでもない。

〈ジェロトランセンデンスの立場から〉

ジェロトランセンデンスは高齢者の思考過程や精神構造を分析した理論で、それによれば、老人は必ずしも活動的でサクセスフルな生活を望んでいない。自分なりの悟りを開き、思い出や哲学的な興味など、精神生活に重点を置いた生活をしていくということなら、ジェロトランセンデンスの実践ということになるだろう。日本人がイメージしやすいのは、たとえば晴耕雨読、畑を耕し、思索にふけるような暮らしはジェロトランセンデンス的な生活といえる。

しかし、そういう選択をする人は、現実的にはほとんどいない。家族がある人なら、定年後、家族とどういう関係をつくっていくかが、日本ではやはり基本になると思う。

〈ウィズ・エイジングの立場から〉

ウィズ・エイジングは基本的に自然主義なので、趣味があるのなら、仕事はもう終わりにして、趣味に没頭するなり、仲間を広げるなりすればいい。仕事一筋、趣味も友だちもないということであれば、それも個性と考え、仕事に代わる、ほかの何かプラスになるようなものを探し、それを前面に押し出す生活を構築するように奨めている。

ただし、これはウィズ・エイジングというよりは老年医学的な問題だが、仕事一筋だった人が、趣味も友だちもなく、しかも晴耕雨読の生活に対するあこがれもなく、単に何をしていいのかわからないまま老年期を迎えた場合、まわりから働きかけて、人の集まりなどに誘ってあげたりしないと、かわいそうな結果になることが十分予想される。

第2章　超高齢社会が津波のようにやってくる

２０５５年、日本国民の４割が高齢者になる

「平成22年版高齢社会白書」（以下「白書」と略記）と「平成21年簡易生命表」（以下「生命表」と略記）が発表されている。その中からいくつかデータを拾ってみよう。

「白書」によれば、２００９年10月１日現在の日本の総人口は１億２７５１万人で、前年より約18万人減った。

65歳以上の高齢者人口は、過去最高の２９０１万人（前年２８２２万人）で、総人口に占める割合は22・7％（前年22・1％）に達している。このうち65～74歳は１５３０万人で、総人口に占める割合は12％、75歳以上は１３７１万人で、総人口に占める割合は10・８％だった。

日本の65歳以上の人口は、１９５０年には総人口の５％にも満たなかったのだが、１９７０年には、国連の定義で「高齢化社会」にあたる７％を超え、１９９４年には、いわゆる「高齢社会」といわれる14％を突破した。それが22％を超え、５人に１人が65歳以上、10人に１人が75歳以上という「超高齢社会」になったのである。

このままいくと将来はどうなるのだろう。白書は以下のように推計している。

年齢区分別将来人口推計

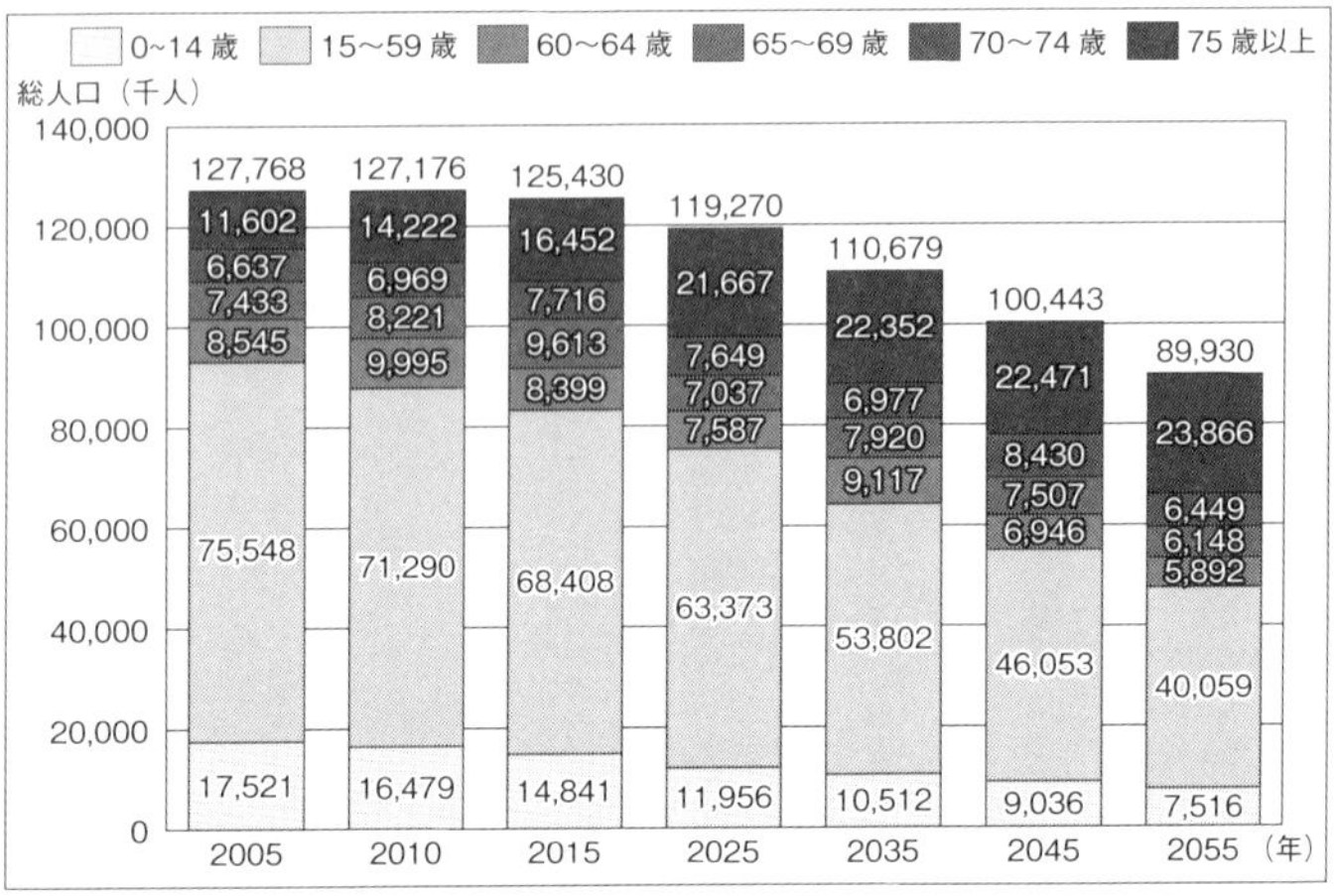

まず、総人口は長期の減少過程に入る。２０２５年には１億２０００万人を下回り、２０４６年には１億人の大台を割り込む。そして、２０５５年には８９９３万人にまで減るというのだ。

総人口は減るが、高齢者人口は増えていく。いわゆる「団塊の世代」が65歳以上となる２０１５年には、高齢者人口は３０００万人を超え、団塊の世代が75歳以上となる２０２５年には、高齢者人口は３５００万人に達すると見込まれるのだ。

総人口が減って高齢者人口は増えるのだから、当然、高齢者率は上昇する。２０１３年には25・2%で、４人に１人が高齢者となり、２０３５年には33・7%で３人に１人が高齢者となる。高齢者人口のピークは

平均寿命の年次推移

和暦	男	女	男女差
昭和22	50.06	53.96	3.90
25-27	59.57	62.97	3.40
30	63.60	67.75	4.15
35	65.32	70.19	4.87
40	67.74	72.92	5.18
45	69.31	74.66	5.35
50	71.73	76.89	5.16
55	73.35	78.76	5.41
60	74.78	80.48	5.70
平成2	75.92	81.90	5.98
7	76.38	82.85	6.47
12	77.72	84.60	6.88
13	78.07	84.93	6.86
14	78.32	85.23	6.91
15	78.36	85.33	6.97
16	78.64	85.59	6.95
17	78.56	85.52	6.96
18	79.00	85.81	6.81
19	79.19	85.99	6.80
20	79.29	86.05	6.76
21	79.59	86.44	6.85

注：1）平成12年まで及び平成17年は完全生命表による。
2）昭和45年以前は、沖縄県を除く値である。

２０４２年の３８６３万人で、以後、減少に転じると予想されるのだが、総人口はもっと急激に減少するので、高齢者率は以後も上昇し続け、２０５５年には40・５％に達する。なんと国民10人が集まると、そのうち４人が65歳以上という時代がやってくる。このとき、75歳以上は国民４人に１人の割合だ。

現在、１００歳以上は４万４０００人余

今度は「生命表」で平均寿命を見てみよう。

平成21年の日本人の平均寿命は、男性79・59歳、女性86・44歳で、前年にくらべ男性で0・30年、女性で0・39年、さらに

平均寿命の男女別上位５カ国・地域

男			女		
1位	カタール	81.0歳	1位	日本	86.44歳
2位	香港	79.8歳	2位	香港	86.1歳
3位	アイスランド	79.7歳	3位	フランス	84.5歳
	スイス	79.7歳	4位	スイス	84.4歳
5位	日本	79.59歳	5位	スペイン	84.27歳

延びた。平均寿命の男女差も前年より０・09年、拡大している。

いまから50年前の１９６０（昭和35）年、日本人の平均寿命は、男性65・32歳、女性70・19歳だったから、この半世紀で男性が14歳、女性が16歳も延びたことになる。

平均寿命の男女別上位５カ国・地域は上の表のとおりだが、これらの国々の人口はいずれも日本よりはるかに少なく（もっとも多いフランスでも日本の約半分）、日本に高齢者がいかに多いかがわかる。

最後に、長寿ということに関しては超エリートの１００歳以上の数字を見てみよう。

敬老の日を前に厚生労働省が発表した数字によると、２０１０年中に１００歳を迎える人は全国で２万３２６９人。１００歳以上の合計はは４万４４４９人（女性が87％）で、どちらも過去最多。国内最高齢は男女とも１１３歳だったと報じている。

１９６３年の１００歳以上の人口は１５３人にすぎず、1万人に達したのは１９９８年なので、35年かかったことになる。しかし、2万人に達したのは２００３年で、わずか5年しかかからなかったのだ。そして、現在は約4万４０００人の１００歳以上がいるのである。ただし、この数字については、住民基本台帳を集計しただけで、所在不明の高齢者も含まれている可能性があると、厚生労働省は断っている。したがって厳密ではないかもしれないのだが、それにしても、50年前と比べれば隔世の感がある。

私の知人に百寿者の疫学調査をしている研究者がいるのだが、４万人もいてはとても全員を調査しきれない。４万人から採血することなどできないし、第一、全員に郵便を出すこともむずかしい。そこで、これからは１０５歳以上に調査対象を絞ったそうだ。１１０歳まで上げると、さすがに数人しかいないので、特徴が出てこない。研究にはふさわしい対象人数というものがあるという話だが、いずれにしても１００歳ぐらいでは、もう超エリートとはいえないのかもしれない。

高齢者の急増はまるで津波

日本の人口構成は、今後急激に変化する。「高齢者の急増が大都市圏を津波のようにのみ込み、お手上げ状態になりかねない」(辻哲夫東大教授、2010年12月26日付け朝日新聞より)というのだ。高潮なら大きな波がドーンと来ていっぺんに引くから、その瞬間を何とか持ち堪えればいいが、津波は、いわば急激な水位の上昇がしばらく続く。したがってその場しのぎの対策では持たない。

概算だが、今後15年間に高齢者は680万人増える。これは千葉県の人口よりも多い。問題はその増え方だ。

65~74歳のお年寄りは、高齢者といってもまだ元気で、働ける人もたくさんいるが、この年代は少し減るのである。やや病気がちな75~84歳の世代は380万人増える。そしてもっとも頭が痛い問題は、85歳以上の、平均寿命を超え、生活もだれかの助けが必要になる年代の高齢者が、280万人も増えるということなのだ。これは長野県の人口よりも多い。現在85歳以上の4分の1は認知症だが、認知症ひとつとってもそれだけ増えるということになる。まさに津波だ。これは単に医療の問題ではなくて、コミュニティーとか絆とか、そういうものを早急に再構築しないと、かなり危険だ。

今世紀に入る直前、ミレニアムと呼ばれていた時期に取り沙汰されたのが2000年問題である。コンピューターが一斉に誤作動を起こすのではないかと騒がれたことは、まだ記憶に新しい。いま、日本の人口問題で取り沙汰されているのが「2020年問題」

と「２０３０年問題」だ。前者は、団塊の世代がいわゆる後期高齢者となり、多死の時代が到来することを危惧している。毎年の死亡数は１５０万に達し、出生数の倍になると予測されているのだ。

また、２０３０年問題とは、未婚、離別、死別などにより単身世帯が急増することによって起こる。そのころ団塊ジュニア世代は中高年となるが、特に男性は、２００５年に60代の10％が一人暮らしだったものが、２０３０年には25％に増えるという予測データがあるのだ。女性も単身化が進むので、この年代は４割近くが一人暮らしになると見られている。

水位の上昇は確実にスピードを上げている。テレビも新聞も盛んに無縁社会を特集しているが、しかし具体的な対策はといえば、お寒い状況だ。

なぜ軽症でも救急車を呼ぶのか

こうした動向を象徴するようなデータがあるので紹介しておこう。それは救急車の出動件数の推移だ。

消防庁の発表によれば、２００９年度の救急車の出動件数は５１２万件、搬送された人数は468万人で、国民の27人に1人が救急車のお世話になっている。搬送された人を年代別に分けると、65歳以上が49％、成人が41％、乳幼児が5％となる。

さらに、65歳以上の推移を9年前と比較してみると、重症で本当に救急車の必要があって呼んだケースは40％増えている。これは人口の増加に比例しているので問題はない。入院は必要かもしれないが、命に別状はないというケースは120％の増加だから、2倍以上になっている。

深刻なのは、入院も必要ない軽症で救急車を呼んだ人が160％増、つまり2・6倍になっていることだ。これは何を意味するのだろう。

現在、高齢者の6割が一人暮らしか夫婦だけの世帯だが、おそらく近くに相談できる人がだれもいないのだ。かかりつけ医も十分に機能していないのだろう。そのため、ちょっと体調が悪いだけで、いきなり救急車を呼んでしまうのだ。

消防庁では、2035年には65歳以上の搬送者が全体の64％を占めると予測しているのだが、このままでは重症者の搬送に支障が出かねない。そこで、本当に救急車が必要な症状かどうかを、何らかの方法で選別しなければならなくなるかもしれないとしている。

超高齢社会になり救急車も病院もパンクするという、非常に危険な兆候がすでに出ているといえる。とにかく医療も福祉もコミュニティーも、劇的に変わらなければならない。とりあえず、相談できる人や施設をどんどん増やすことである。

人間の寿命はどんなに延びても１２０歳止まり

日本人の平均寿命は、今後どこまで延びるのか。「白書」は、２０５５年には男性83・67歳、女性90・34歳になるだろうと予測している。女性は90歳を超えるのだ。

人類の歴史が始まって３０００年、科学はめざましく進歩した。しかし、どんなに科学が進歩しても、人間はせいぜい１２０年しか生きられそうにない。科学が進歩したために、そのことが明らかになってきたのだ。

まず、細胞分裂には限界があるということがわかっている。アメリカのヘイフリックという生物学者が、細胞は有限回数しか分裂しないということを突き止めたのだ。若い人の皮下や頬の粘膜から繊維芽細胞を採取して、試験管で組織培養すると、50回ほど細胞分裂した後、そこで分裂をやめてしまう。これを「ヘイフリックの限界点」という。高齢者から採取した場合は三十数回しか分裂しない。人間は細胞の集合体なので、やはり寿命というものがあるのである。

細胞にも、脳神経細胞のように1回できたらもうほとんど増殖しない細胞もあれば、生殖細胞のように増殖を繰り返す細胞もある。これはDNAの端にあるテロメアと呼ばれる部分の長さによるのだ。テロメアは複製されず、1回分裂するとその分だけ短くなる。そのため、よく回数券にたとえられるのだが、テロメアが一定の長さになると、細胞はそれ以上分裂できない。テロメアによる制限ということもいわれるようになった。いずれにしろ細胞分裂には限界があるということだ。

脳神経細胞は増殖しないといったが、ごく乳児期に脳神経細胞の数はピークに達し、あとはどんどん死滅していく一方なのだ。つまり、私たちは脳神経細胞を消費しながら生きているわけで、どんなに温存に努めても、95歳になると95％の人が認知症領域に達し、130歳ぐらいで、脳が司令塔としての機能を果たせなくなる数にまで、脳神経細胞は減るだろうといわれている。

さらに、年齢とともに減っていくものに、私たちが1秒間に吐き出す息の量がある。この減っていく速さから計算すると、やはり130歳ぐらいで吐き出す息の量がゼロになる。つまり呼吸が止まる。それなら人工呼吸器につなげばいいではないかということになるが、ほかにも筋肉の量（120歳で8割減、起立不能になる）や視力（年間6000本の視神経が喪失、100万の視神経がゼロになるのは136歳）など、とにかくゼロになるような要素が、人体の各所にある。そういったことを総合して考えると、人間は１２０歳を超えて生きるのはむずかしいという結論になるのである。

がん細胞は無限に増殖する？

細胞分裂の回数は有限であると書いたが、がん細胞は無限に増殖する。何回でも細胞分裂して複製を作り続けることができる。これはテロメラーゼという、テロメアを複製できる酵素を、がん細胞が持っているからだ。したがってがん細胞には寿命はないということになる。しかし、がん細胞は単独では生きられない。何かに寄生して生きるほかなく、寄生した固体には寿命があり、まして、がん細胞に寄生されれば寿命も短くなる。日本人の平均寿命ほどの長命のがん細胞など、だれも見たことはないはずなのだ。

がん細胞は増殖が非常に盛んで、それだけたくさんの栄養を必要とする。そういう特徴をとらえて、抗がん剤など、がん細胞をやっつけるいろいろな治療法が開発されている。

一方、老化の仕組みを研究する基礎老化という学問は、がん細胞をやっつけるのとは逆のことをめざしている。つまり細胞の死をいかに遅らせるかという研究だ。

細胞の死には、周囲に無害なアポトーシス（細胞の自殺）と、周囲に迷惑をかけるネクローシス（壊死）の二種類がある。老化の仕組みに関係するのはアポトーシスだ。アポトーシスは時計が時を刻むように、刻々と進行するので、それをどう遅らせ、老化を抑制するか。それを遺伝子、たんぱくレベルにまで踏み込んで研究すると同時に、細胞の集合体である臓器の機能を維持しながら長持ちさせるには、体の中の環境をどう整えればいいのか。血圧をコントロールするのがいいのか、あるいはほかの方法がいいのか。それを研究して、人間の寿命を何とか120歳に近づけていく。それをやるのが老年医学であり、基礎老化という学問だ。これらを私はアンチ・エイジングとは呼ばない。老化、あるいは老化に伴う病気を研究するのは、立派な学問だと思っている。

私が批判しているのは、120歳までしか生きられないのに、あたかも200歳まで生きられるかのように宣伝し、平均的な人に起こる老化現象のすべてを悪だと決めつけるような商法だ。それをアンチ・エイジングと呼んで批判している。

大学から老年医学の講座が減っている

これだけの高齢者を抱えているのに、日本の医学界が老年医学にあまり興味を示さないのは許せない話だ。その証拠に、さまざまな大学で老年医学教室がつぶされている。京大、神戸大、弘前大では講座がなくなった。

大学も競争社会だから、先端的な学問を中心に構成されていることはわかっているつもりだ。しかし、細胞療法など、いま騒がれている研究に、世界と競争してどれだけの勝ち目があるのか。

それに比べ、世界最長寿国日本の老化についての研究、高齢者に対する医療は、世界に対して〝売り〟になる商品であることは間違いない。これほど有望な商品はないのだ。その講座を大学からなくすのは、暴挙以外の何物でもないと思う。

日本で最初に老年医学教室（診療科名は老人科）を設置したのは東大で、１９６２年のことだ。それ以降、各大学に少しずつ老年医学教室・診療科が増えていったのだが、これは一定のところで頭打ちになってしまう。その理由は、老人科以外の内科や外科の患者の平均年齢が、うなぎのぼりに上がっていったことだ。

ほかの診療科が平均で73、74歳の患者を診ている。では老年医学専門の医師は何歳の患者を診ればいいのか。老人科とはいったい何をしてくれるところなのかわからない、ということになってしまったのだ。

私もわからなかった

私が東大の老人科に入局したのは1980年だが、老人科というのはいったい何を勉強するところなのか、私もわからなかった。当時もっとも研究が進んでいた第一内科、第二内科などは、あそこへ行けば腎臓をやる、あそこは不整脈だ、というふうに、何を研究するか、非常にクリアーにわかった。そこはたくさんの研究者が毎日研究に熱中している、いわば花型のセクションで、かっこいい。反面、ちょっと窮屈な感じがした。

そこへいくと、老人科は何をしているのかよくわからない。当時、老人科は第五研究室というところにあったのだが、お客のたくさんいるにぎやかなデパートの隣に、ガラス越しに覗いても何を売っているのかわからないような、みすぼらしい店がある、そんな感じだった。

私が老人科を選んだのは、自由度が高そうだったからだ。なにしろ局員は私を入れて三人しかいない。しかも上の二人は、私が入局してまもなく辞めてしまい、私一人になってしまうのだ。

たしかに自由ではあったが、何をすればいいかは、なかなかわからなかった。当時の私の認識では、エイジングによって人間の体はどう変わっていくのか、それを研究する診療科だろう、というぐらいのものだったと思う。たとえば高齢者の肺炎はどういう経過をたどるのか、そんな勉強が主体だった。ただ、老人科に入院している人たちは、いまのように高齢者ばかりではなかった。だから「なぜ老人科なんて選ぶのか気が知れない」と同級生たちからはいわれた。

老年医学は小児科に似ている

老年医学は英語でジェリアトリクス（geriatrics）という。学問にはオロジーとイクスの二つの系統があり、例を挙げれば、サイコロジー（心理学）とエコノミクス（経済学）といった具合だ。医療分野では、ガイニコロジー（婦人科）、ダーマトラジー（皮膚科）、ユロラジー（泌尿器科）などはオロジー。それに対してピーディアトリクス（小児科）、オーサピーディクス（整形外科）、そしてジェリアトリクスなどはイクスに属している。二つの違いは、オロジーは対象の臓器を中心に研究・治療するのに対し、イクスは全人的に研究・治療するということだ。

老年医学は小児科に似ている。小児科は出生から生育期までを対象とし、老年医学は老化と老年病から終末期までを担当する。小児科の出発点は誕生であり、老年医学は死を終末点とする。誕生ははっきりしているのだが、死はいつどんな形でくるのかはっきりしない。それが老年医学の定義をむずかしいものにしているといえる。

お年寄りの病気の特徴

老年医学にはほかの診療科にはない特徴がいくつもある。老年医学の基礎的な話になるが、お年寄りの病気の代表的な特徴を挙げてみよう。

①いくつもの病気を同時に持っている。
②免疫低下、栄養の低下などにより慢性化しやすく、治らないまま続いていく。
③老化が基礎にあるため、機能が低下してから発見される。
④遺伝や生活習慣などにより個人差が大きい。
⑤薬剤に対する反応が成人と異なる。
⑥社会環境（介護者がいるかどうかなど）の変化による心理的な影響が大きい。
⑦急性の症状で要介護状態に陥りやすい。

①は高齢者の病気の、最大の特徴といっていいものだ。たとえば若い人の糖尿病であれば、糖尿病の専門医がみればいい。ところが高齢者の糖尿病の場合、脳の血管、心臓の血管、足の血管に障害が起き、つらい症状があちこちに出てくる時期がある。腎臓が悪くなったから腎臓内科へかかる。脳梗塞になったから神経内科へ。足の血管に潰瘍ができたから血管外科へ。多発性脳梗塞でうつ状態になったから精神化へ。狭心症だから循環器内科へ……。七つぐらいの診療科へ通うお年寄りも珍しくはない。

たくさんの診療科がある大学病院なら、掛け持ち受診も可能かもしれないが、普通の町なら、あっちの先生、こっちの医院と、何カ所も回らなければならない。足が痛くて、体もあまり動かないのに、七つもの病院に通うなどというのは、国民のニーズに合っているとはとてもいえない。

そこで、一人で全部、とはいかないまでも、相当の部分に対応できる医師が必要になる。それが老年医学専門医、ジェリアトリシャンということになるのだ。

ジェリアトリシャンの守備範囲はかなり広く、本当に特殊なこと以外は、８割から９割、中にはそれ以上を一人でカバーできる医師もいる。足が痛い、脳梗塞、狭心症、閉塞性動脈硬化症、腰痛、もの忘れ、高血圧、こうした病気を上手にマネージメントするのがジェリアトリシャンなのだ。

しかしこれだけでは、たとえば大学病院のない小さな街でなら、立派にジェリアトリシャンの存在感を示しうるが、三つ、四つで済むのなら、それぞれ専門医にかかりたいというのが、患者の心情としては当然のことだ。ジェリアトリシャンがいくら勉強しても、その道を専門に勉強している専門家集団のほうが、技術も情報量も勝っている場合が多いからだ。実は老年医学に対する評価がいちばん低いのが大学病院で、これが大問題なのだ。

薬の管理ができない

老年医学の存在理由とは何かを考えるとき、国民のニーズ、つまり患者の側から考えるとわかりやすい。

年をとって病気になると、なによりもまず生活が不便になる。生活が不便にならないように、不便になってもそれを最小限に抑えられる医療というものが必要になる。

また、病気が四つも五つもあって、それぞれの診療科が勝手にいろいろな薬を出す。そうすると、よかれと思って出された薬が、悪い作用を及ぼすこともある。たとえば不整脈の薬のある種のものを服用すると、２倍ぐらい転びやすくなる。また、眠れない、不安だという症状に出される薬で、やはり２倍ぐらい転びやすくなるものがある。特に精神に対する薬は要注意で、服用を中止すると、転倒率が７割も減るという薬もあるのだ。

患者さんが困っている症状と、薬を服用することで起きる副作用や生活障害を天秤にかけて、どちらを優先させるかを判断しなければならない。少し転びやすくなるが、眠れないのはもっとつらいので、薬を出しましょう……、高齢者の医療ではこういった形で薬は処方されなければならないのだ。

大学病院で、薬を15種類も20種類も出されている患者はいくらでもいる。そんなにのみ切れないので、患者は薬を捨てるのだ。

家族の負担をなるべく増やさない

前に老年医学は小児科に似ていると書いたが、一人では病院に行かないという点も共通している。成人は一人で来院するが、赤ちゃんも老人も、だれかに付き添われて病院にやって来る。したがってお年寄りに対する医療は、患者本人に対するものだけでは完結しない。単に本人にとってよい治療法であるだけでなく、同時に、家族の負担が過重にならないような治療法でなければ長続きしない。本人のためにはどんなにすばらしい治療法でも、家族がパンクしてしまっては、よい治療法とはいえないのが高齢者医療だ。

認知症のケアでは、パーソン・センタード・ケアということがいわれている。これは患者中心のケア、患者の気持ちになってケアをするということで、医療関係者は必ず持っていなければならない重要な心構えだ。患者には、記憶がもどらないことの不安、それを知られる恥ずかしさ、仕事をしている人なら焦りもあるだろう。そういう心情を理解することが、まず第一歩なのだ。それを十分踏まえた上でのケアでなければならない。

しかし、パーソン・センタード・ケアは医療関係者にとっては大事な心構えでも、それを家族に適用することはできない。たとえば、もの忘れがひどくなって、家族に同じことを何回も繰り返して話す場合、学生用の教科書には、「初めて聞くような態度で傾聴するよう家族を指導する」と書いてある。しかし、1日に3回ぐらいなら我慢もできるだろうが、5分おきに1時間に12回、1日に100回も同じことをいわれて、そのたびに初めて聞くような態度がとれるだろうか。ガスを消し忘れた人の気持ちになったり、隣町まで徘徊した人の気持ちになれといわれても、それは不可能だ。教科書に書いてあることは実際的ではない。

患者・家族も含めたチーム医療が必要

ではどうすればいいのか。ときには「それはさっき聞きました」とはっきりいってもいいし、「ところで」とか「それはそれとして」などと接続詞を入れて、別の話題にもっていってしまってもいい。場合によっては、患者さんが話したことの細部を「そこはどうしたの？」などと逆に聞き返すことで、まったく別の話題にしてしまうという方法もある。

患者が話しかけてくるということは、一般的に不安を抱えているということなので、その不安を取り除いてやるきっかけとして患者と話す、と考えればいいのだ。聞き返したり、話題を転換されて患者が怒るようであれば、その患者は、まだまだしっかりしていると考えられる。

私はそんなふうに学生に教えている。そうでもしないと、家族が破綻してしまうだろう。

薬のことでもそうなのだ。認知症にアリセプトという薬がある。１日１回服用するのだが、この薬をのませるのに30分も40分もかかるというのだ。まして１日３回服用する薬を8種類も9種類も、いったいだれがのませるかといえば、家族なのだ。

家族はのみこむまでに時間がかかったり、のめなくて困ったりしても、医者にはなかなかいいにくいというのだ。調べてみると、アリセプトを1年以上きちんとのめている割合は、半分とか6割ぐらいしかいない。ところが私が勤めていた杏林大学もの忘れセンターでは、約9割が1年以上きちんとのんでいた。これは自慢しているのではなく、老年医学がめざすものは、臓器のスペシャリストがめざすものとは違うということをいいたいだけなのだ。

最近はチーム医療ということがいわれている。通常は医療関係チームのことを指しているのだが、高齢者医療においては、患者と家族も含めたチーム医療でないと長続きしない。お年寄りがどんどん増え、家族の助けが必要になる。家族だけでは済まなくて、より社会的な福祉サービスも必要になる。そういうバランスを上手にとって、結果的にプラスをもたらすような医療、そこに老年医学の本質があるのだ。

お年寄りでは骨折とがんは同じぐらいの悪性度

高血圧に対する第1選択薬は利尿剤で、ガイドラインにもそう書いてある。水分とナトリウムを体から排出することで、血圧を下げるわけだ。

しかし、老年医療の立場からいわせてもらうと、老年症候群でトイレが近くなっている人、つまり膀胱が過敏になっている人に利尿剤をのませると、8割が尿失禁になる。したがって老年医療では降圧利尿剤はファーストチョイスでも何でもない。使ってはいけない薬だ。

さきほどの転倒の問題も、眠れない、不安だからといって、転びやすくなる抗不安薬を出すのは、慎重にならざるをえない。というのは、転んだお年寄りの20人に1人は足の付け根を骨折する。大腿骨頚部骨折という。これをやると平均で7年しか生きられないというデータがある。がんと同じぐらい悪性ということだ。

そこで、抗不安薬を出す前に、そのお年寄りが転びやすいかどうかをチェックしなければならない。私は患者自身が、自分が転びやすいかどうかをチェックするための「転倒予防手帳」を作製して、配布するようにしていた。

骨を丈夫にする薬ができて、すでに5、6年たつが、骨折率はなかなか下がらない。5年おきに5万人ぐらいずつ増えている。ということは、骨を丈夫にしただけでは骨折は防げないということだ。

お年寄りの骨折の9割は転倒によるものだ。転倒を防がないかぎり骨折は減らない。

転倒危険度のチェック表

まず転倒の危険度をチェックしましょう（「はい」か「いいえ」に丸をつける）

質問項目（転倒スコア）	回答
過去一年で転んだことがある	はい ・ いいえ
「はい」の場合、転倒回数	（　　）回／年
❶ つまずくことがある	はい ・ いいえ
❷ 手すりにつかまらないと、階段の昇り降りが不可能	はい ・ いいえ
❸ 歩く速度が遅くなってきた	はい ・ いいえ
❹ 横断歩道を青のうちに渡りきることが不可能	はい ・ いいえ
❺ 1キロメートルくらいを続けて歩くことが不可能	はい ・ いいえ
❻ 片足で5秒くらい立っていることが不可能	はい ・ いいえ
❼ 杖を使っている	はい ・ いいえ
❽ タオルを固く絞ることが不可能	はい ・ いいえ
❾ めまい、ふらつきがある	はい ・ いいえ
❿ 背中が丸くなってきた	はい ・ いいえ
⓫ 膝が痛む	はい ・ いいえ
⓬ 目が見えにくい	はい ・ いいえ
⓭ 耳が聞こえにくい	はい ・ いいえ
⓮ 物忘れが気になる	はい ・ いいえ
⓯ 転ばないかと不安になる	はい ・ いいえ
⓰ 毎日お薬を5種類以上飲んでいる	はい ・ いいえ
⓱ 家の中で歩くとき暗く感じる	はい ・ いいえ
⓲ 廊下，居間，玄関によけて通る物が置いてある	はい ・ いいえ
⓳ 家の中に段差がある	はい ・ いいえ
⓴ 家で階段を使う	はい ・ いいえ
㉑ 生活上家の近くの急な坂道を歩く	はい ・ いいえ

転倒予防手帳（厚生労働科学研究費補助金　長寿科学総合研究事業）より

ところが老年医学の中で、転倒を防ぐという研究が大幅に遅れているのが現実だ。整形外科は骨折してからが出番なので、転倒予防は老年医学がやらなければならないジャンルなのだが……。転倒は本人だけでなく、家族の方にも注意してもらう必要があり、まさにチーム医療で取り組む課題といえる。

このようなチェック、予防、チーム医療での取り組みは、転倒についてだけではなく、老化に伴って起こる不都合な症状すべてについて、行われるべきものなのだ。

高齢者医療は機能評価から始まる

高齢者の診療は、単に病気やその重症度を判定するだけでは終わらない。生活機能評価、つまり患者は何ができて何ができないか、それを把握する必要がある。なぜなら、機能障害を放置すれば、さまざまな病気になる可能性があるし、病気になれば、さらに機能障害が進行するという悪循環に陥るからだ。

まず問題になるのが、日常生活に最低限必要な動作ができるかどうかだ。これを基本的日常生活動作（ＡＤＬ）といい、「自力で食事ができるかどうか」「排尿コントロールができるかどうか」など10項目をチェックする。評価が低い患者は、人間的な生活ができていない可能性が高い。

次に問題になるのは、掃除、洗濯、買い物、調理、電話、家計管理、服薬管理、乗り物の利用などができるかどうかで、これらを手段的日常生活動作（ＩＡＤＬ）という。ＩＡＤＬをなぜチェックするかというと、たとえば掃除、洗濯が自分でできなければ、不衛生になる。また調理ができなければ栄養状態が悪くなるなど、病気を誘発するからだ。医療側としてはＩＡＤＬが損なわれたら、介護保険でヘルパーを雇えるようにしてほしいのだが、脳梗塞とか認知症とか、何か病気があるために生活が不自由になっている場合でないと、介護保険でヘルパーを雇うことはできない。

ＡＤＬ、ＩＡＤＬに加えて、記憶力や意欲などもチェックする。

機能評価をした場合としなかった場合で、実際にどんな差が出るだろうか。たとえば機能評価をせずに、糖尿病で視力障害と神経障害が出ている患者に薬を出し、丁寧に食事指導、服薬指導を行っても、これらは患者の自己管理能力が良好であることを前提にした処置であり、良好でなければ、あまり意味がない。

一方、機能評価をすれば、薬の管理や調理ができるかどうかがわかる。できない場合は食事指導や服薬指導をいくら丁寧に行っても意味がない。そこで家族に通院の際の付き添いを頼み、食事指導や服薬指導のときも同席してもらう。また1回分の薬を1包にまとめ、市販の週間投薬カレンダーにセットしてわたす。これだけで症状が大きく改善した例が、実際にいくらでもある。

体温や血圧を計るのと同じように機能評価を

日本で、高齢者医療に機能評価が導入され始めたのが１９９０年代、機能評価のガイドラインができたのが2003年なので、それほど古い話ではない。ところが世界で最初に機能評価を行ったのは、〝英国老年医学の母〟と呼ばれているイギリスのウォーレン（1897〜1960）で、1935年のことだから、かなり古い。彼女は医学的な評価だけではなく、ADL、情緒・気分、コミュニケーションなどもあわせて評価し、その結果に基づいて老人ホームに入所させたり、在院を続けさせるといったサービスを提供した。こうした取り組みによって多くの人の症状が改善したのだ。

現在イギリスでは、血圧や体温を測るのと同じように、ごく普通のこととして機能評価が行われている。機能評価の普及に関しては、日本はイギリスに遠く及ばない。しかし、アメリカは日本よりもっと普及していない。なにしろアメリカは、急性期の病気の処置をしたら、患者は病院から追い出される。あとはホテルで勝手に療養しなさいというのがアメリカ医療である。入院期間が4、5日しかないのでは、機能評価などしているヒマがないのかもしれない。

その点イギリスは、急性期の後には亜急性期をみる病院もあり、さまざまな高齢者のためのオプションが整っている。日本の機能評価の方法は、ほぼイギリス型を踏襲している。

容赦ないオーストラリアの立ち入り検査

私は1996年の10月から約3カ月間、オーストラリアのアデレードに滞在し、施設見学、レクチャー、ディスカッションなどの機会を得たのだが、アメリカに留学した2年半とは密度がまったく異なり、いい刺激を受け、大変勉強になった。そのオーストラリアで、もっとも印象に残ったのが介護の質を評価する、その厳しさだった。左の文章は当時書いた留学日記からの引用である。

> オーストラリアの施設介護のもっとも特記すべきは、介護の質を保つ監視と規制だろう。―中略―オーストラリアにおいては、施設の介護の立ち入り検査はまったくの予告なしで行われ、介護、看護に精通した婦長クラスのメンバーが、オムツのぬれ、皮膚症状、リハビリ、食事、入浴など細かに入居者にインタビューと観察を行う。問題点があると、一度目は改善計画の提出で済むが、2回目は人件費、設備費、運営費の打ち切りが行われ、これによってつぶれていったナーシングホームが

少なくないという。オーストラリアでは私立のナーシングホームは施設費が給付されないため極く少数で、一箇所見学したヴィクター・ハーバーの施設はスタッフの質や心意気は極めて高かったが、設備は老朽化していた。

日本の医療評価、病院機能評価は、以前は外形基準だったのだ。こういう施設は完備しているか、文章のマニュアルは整っているか、敷地内は禁煙にしているか、そういう基準でランクが決まる。患者や家族にとってプラスかマイナスかという項目が完全に抜け落ちていた。オムツはぬれていないか。お風呂には週に何回入れて、その記録は残っているか。床ずれはないか。いまはそういう項目を、老人保健施設も特別養護老人ホームも、ホームページで公開しなければならなくなった。お風呂にしても、きれいかどうかと同時に、１週間に何回入れるかが問題だ。６回だったら自宅より快適だし、１回だったら湿疹ができるかもしれない。それを評価しなければ話にならない。

入院より退院が不安——退院支援

総合的機能評価がそうであるように、日本で行われている高齢者医療の基本的な考え方の多くは、外国から輸入されたものだ。そういう意味では日本は遅れている。しかし、トイレが近いとか、もの忘れとか、そういう個々の病気に対する対策という点では、日本は結構進んでいる。とにかく高齢者が多く、福祉施設の数も多い。これをどう最適化（オプティマイズ）していくか。医療技術だけではなく、介護保険などの面でも最適化しなければならない余地はたくさん残されている。

しかし、話はそう簡単ではない。介護保険一つとっても、いろいろなサービスがあり、どの段階で、どのサービスを、どれぐらいの期間使えばいいのか、わからない。親を介護することになってはじめて、猛勉強してやっと知ることになるのだが、それまではみんな知らない。困ったことに病院の医者にもよく知らない人がいる。

急性期の治療が終わり、病状が安定すると、では次にどんな施設に入ればいいのか、自宅に帰る選択肢はあるのか、どうするのが本人と家族にとっていちばん幸せなのか（最適化）、日本ではだれも教えてくれない。こうした問題を専門に扱うのが医療ソーシャルワーカー（ＭＳＷ）で、私が勤めていた杏林大学には６人のＭＳＷが働いていた。アメリカで杏林大学ぐらいの規模の病院なら、おそらく20～30人はいただろう。中でもお年寄りを診る診療科ではニーズが高く、ＭＳＷだけでなく、医者や看護師も、こうした素養を持つべきなのだ。

私が関わった〝最適化〟の運動の一つが退院支援だ。

退院はしばしば入院以上に、患者とその家族に不安を与えるものだ。特にお年寄りの場合、退院後も治療やリハビリは継続されることが多いので、これまで通りのサービスが受けられるかどうか、心配で不安になる人が少なくない。

そこで、入院中からきちんとした退院計画を立てることが、症状の改善にも役立つ。また、早期の退院が実現すれば、入院を待っている患者のためにもなり、さまざまな施設を適切に活用することにもつながる。欧米では、退院計画は病院の当然の業務と考えられているのだ。

私が講義などでよく話すのは、いくら退院支援でも、長くなったから出て行ってくれというのではダメだということだ。それでは退院支援が医療機関の効率の問題になってしまう。大学病院がいくら優れているといっても、それは一つの過程にすぎない。退院後も患者は病気とつきあっていかなければならない。長くなったから出て行ってくれというのは、「後は知らん」ということだ。退院後、もし患者さんによくないことが起きた場合、追い出した急性期の病院に責任はないのか。ほかに何かいい仕組みはないかと考えても、ない以上は、退院のときにしっかり支援するしかないのだ。

杏林大学高齢診療科の退院支援

経験のある方も多いと思うが、普通の病院では「うちの病院での治療は終わりましたから、次の慢性の病気を見てくれる病院を探して、今週中に退院をお願いします」というふうにいわれる。私のところにも「いまの病院を出なければならないのですが、どうしたらいいでしょう」と、いろいろな人から相談の電話がかかってくる。

急性期の病院には、看護師の数だけをとってみても、慢性期の病院の3倍は働いている。慢性的な病気を急性期の病院で受け入れていたら、大赤字になってしまう仕組みになっているのだ。したがって急性期だけ受け入れ、回復期はほかの病院に任せること自体は、仕方がないのである。だからこそ退院支援が重要になってくるのだ。

私が勤めていた杏林大学は、東京の多摩地区にあったのだが、この地域は医療連携のネットワークが非常に発達していて、慢性期医療のネットワークも立ち上げられていた。

だから、退院する患者に次の病院を紹介することが可能だった。そこで、ふさわしいと思われる病院を紹介し、まず家族に下見に行ってもらう。そこが気に入ればいいが、気に入らなければ、また別の病院を紹介する。次の病院が決まるまでの１、２週間は、入院を継続できるようにしていた。杏林大学病院全体の平均在院日数は13日、私のいた高齢診療科の平均が25日。高齢者でもだいたい４週間以内には退院にこぎつけていたわけだ。

リハビリという観点からも退院支援は重要だ。２０００年から回復期リハビリテーション病棟という制度ができて運用されているが、急性期治療と家庭復帰の中間に位置するのが回復期リハビリだ。リハビリはなるべく早く始めたほうがいいので、急性期病院でも行うが、やはり回復期リハビリに早く移ったほうが、施設やスタッフが充実しているので、濃厚なリハビリが受けられる。

回復期リハビリは、主に脳血管疾患や大腿骨頚部骨折を対象としているので、それ以外の認知症や肺炎で体が衰弱したなどのリハビリは、老人保健施設で認められている短期集中リハビリテーションという制度を利用するのがいいと思う。

30万人が死に場所を失う

では、どういう退院計画を考えるのか。これも最適化ということだ。

たとえば高齢者で、生涯、施設で過ごしたいという人のためには、特別養護老人ホーム（特養）か有料老人ホーム、この二つしかない。前者は、症状が軽い人は3、4年待っても入れない。有料老人ホームはお金がなければ入れない。お金がなくて、症状は比較的軽いけれど、だからといって自立もできないという人は、行くところがないのだ。

そこで、死ぬまでではなくて、一定期間入所できるところを探すことになる。半年ぐらいなら介護老人保健施設（老健）がある。病状は安定しているが、カテーテル（医療用の管）を装着しているなど、常時医療管理が必要であれば介護療養型医療施設、いわゆる療養型病床がある。ところが療養型病床は、現在の38万床を15万床に減らすことが決まっている。ただ、これは自民党から民主党への政権交代で見直されることになり、ストップしているが、それでも数万床は減っているだろう。もし完全に15万床まで減らしたとしたら、毎年30万人以上の人が死に場所を失うことになるのだ。

家でも死ねない、病院でも死ねない。要するに医療も福祉も十分に届かない、いわゆる行き倒れになる人が30万人も出るということを、厚生労働省が発表した、ということに等しいのである。

これからは多死の時代に入る。現在、老人がいる世帯の６割以上は独居か老老、つまりお年寄りの一人暮らしか二人暮しという状態だ。具合が悪くなって家に帰っても、何もできないし、してもらえない。在宅死といえば聞こえはいいが、その内実は孤独死なのだ。

こういう情勢では在宅医療の推進が非常に重要になる。ところが、日本医師会が医者にアンケート調査をしたところ、「今後、在宅医療に熱心に取り組みたいと思いますか」という質問に、イエスと答えたのは10％ぐらいしかいなかったのである。それも往診を専門にしている人は非常に少ない。１００人を限度として在宅診療を行っている医師もいるが、疲れ切って挫折してしまうケースが多いのだ。

在宅医療もなかなか思うようには進まない。そんなときに、療養型病床を減らすというのは、どう考えても世紀の愚策としかいいようがない。

患者が在宅医療を望むのは、人情としてよくわかる。しかし、サービスの効率という点から見れば、どこか施設に集まってもらったほうがベターなのは明らかだ。たとえばホテルと、山に点在するコテージと、どちらがサービスの効率がいいかといえば、ホテルに決まっている。ホテルなら大食堂に集まって食事をしてもらえる。コテージは一軒一軒に食事を運ばなければならない。コストもホテルのほうがはるかに安い。

ホテルにあたるのが施設で、コテージに相当するのが在宅医療なのだ。在宅では十分なサービスができない。そうなれば施設でも仕方がないと考える患者もたくさんいるはずなのだ。それにもかかわらず、その施設、すなわち療養型病床を減らすというのである。いったいどうしろというのか。

介護保険施設（特別養護老人ホーム、老人保健施設、療養型病床）、有料老人ホーム、このどこにも入れない患者がたくさんいる。最後は、受け入れてくれるところならどこでもいいという形で、最適化できないまま放置されているのが現状なのだ。

高齢者専用賃貸住宅はかなり怪しい

行き場を失う高齢者対策のひとつとして、行政がいま推し進めているのが高齢者専用賃貸住宅（高専賃）登録制度だ。有料老人ホームに入るには多額のお金が必要になるが、はやりの〝民間活力〟を利用してもっと安価に、高齢者に住宅を供給しようという試みといえる。しかし、実態はかなり怪しい。

この制度がなぜできたかというと、賃貸住宅の貸主は高齢者を嫌がる傾向があり、高齢になると住宅探しに苦労するという事情が背景にあった。そこで「うちは高齢者を拒みません」という賃貸住宅に登録してもらい、それを閲覧できるようにして、高齢者の住宅探しを支援しようとしたのである。これが「高齢者円滑入居賃貸住宅（高円賃）登録制度」である。この中から高齢者を専門にするところが現れ、高専賃に発展したのだ。

高専賃の中には食事や介護サービスを提供するところもある。そうなると有料老人ホームと高専賃はどこが違うのか。

まず高専賃は値段が安い。さらに、有料老人ホームは厚生労働省、高専賃は国土交通省の管轄になる。契約形態が有料老人ホームは終生利用権、高専賃は賃貸契約であること、などが主な違いである。一見すると高専賃はなかなかいいではないかと思える。ところが高専賃の実態は「無届け有料老人ホーム」といったところらしい。

有料老人ホームとして届けるには、一定の要件を満たさなければならない。しかし高専賃としての登録には条件はない。有料老人ホームには調査が入り、ときには指導される。高専賃にはこうした縛りがないのだ。そのため、実態は玉石混交、かなりひどい高専賃もあるという。契約の際には綿密な事前調査が必要だ。

それとは別に、私が問題だと思うのは、高専賃の中に認知症や胃ろう（口から食事を摂れない患者に対して、腹部に穴をあけて胃に管を通し、そこから直接栄養剤などを流し込む方法。詳しくは213ページ参照）の患者も受け入れるところが出てきたことだ。診察室が完備し、医師が常駐しているような高専賃があるとは思えない。普通の病院でも5人、10人と人数を限って受け入れているような重症の患者を、50人、100人とまとめて入居させても、実態はわからないのである。最後は救急車か手遅れか、どちらかだろうが、想像するだに恐ろしい。要するに、高専賃は認知症・胃ろう老人収容所、もっといえばタコ部屋なのだ。3年後ぐらいには問題が顕在化し、大騒ぎになると私は見ている。

国は療養型病床を減らし、特別養護老人ホームを増やすというが、いっぺんに増やすことなどできないし、もう間に合わない。家族が面倒を見られない以上、ベッドが足りなくなった分の高齢者は、民間の住宅に収容するしかないのだ。つまり高専賃にみんな行くことになるのだ。建設業者や不動産業者にとってはチャンスなので、いろいろ暗躍する悪いやつも出かねない。いま警鐘を鳴らして鳴らしすぎることはないと思う。

外国では軽症の人が入るリタイアメントアパートという施設があり、もっと重くなるとナーシングホームに移る。高専賃は、施設としてはどう甘くみてもリタイアメントアパートだと思うが、そこに重症の人もどんどん送り込むのだから、ひどいものだ。有料老人ホームのほうがまだましだが、お金がないと入れない。以前、怪しい介護住宅が火事になったことがある。そんなことが高専賃で頻発しないことを祈るしかない。

これだけ高齢者の数が増えるのである。それがわかっているのだから、特別養護老人ホームをたとえば50万床、ドーンと増やすとか、思い切ったことをやらないとどうしようもないのだ。そうするには介護保険や医療保険ではまかなえないので、消費税を上げるしかない。税金を上げないで民間の力で、というのは、いかにもお金がかからないように見えるけれども、民間は当然利益を優先する。それでは悲惨な将来が待っているだけだ。

介護保険法の成立は〝事件〟だった

最近の老人医療の世界で、最大のエポックメーキングな出来事といえば、やはり1997年の介護保険法の成立（施行は2000年）だろう。

何が〝事件〟かといえば、生活機能という言葉が初めて市民権を得たということだ。それまでは病気だけを評価していたが、生活活動度や、尿失禁、床ずれといった主要な老年症候群もチェックするようになったのだ。要介護認定（要支援1～2、要介護1～

5の7段階）の際には主治医の意見書が提出されるが、そこで初めて生活機能の大切さが浮き彫りになったのだ。これは画期的なことだった。

ただ、主治医が生活機能評価の重要性に無関心な人、興味のない人、書くのがヘタな人だと、単に高血圧などと病名しか書かなかったり、生活機能の程度をおざなりにしか描写しない。こういう医者にあたった患者はかわいそうだ。たとえば私から見れば要介護3なのに、要支援と判定されている、そういう人がたくさんいる。厚生労働省も医師会も「主治医意見書記入の手引き」を出しているし、『高齢者総合的機能評価ガイドライン』（厚生科学研究所刊）も出ているので、勉強してもらいたいものである。

一方、逆の意味でエポックメーキングになってしまったのが後期高齢者医療制度だ。この制度には、入院したらなるべく早い機会に、生活の実状、患者さんの意欲、記憶力などの程度を評価して、付随する老年症候群とあわせてしっかりしたケアプランを作り、退院支援をする、それを保険点数として認めることが盛り込まれていたのだ。額としては安いものだが、初めて盛り込まれたのである。ところが〝後期高齢者〟という言葉が気に食わないとか、保険料が年金から天引きされるとか、保険証も変わるとか、すべて老人差別というくくりの中で否定され、廃止の方向になってしまった。全体の廃止の前に、まず削除されたのが、生活機能や老年症候群を評価して、退院支援をすることを保険点数として認めるとした部分なのである。

いったい何を考えているのか、といいたい。お年寄りの医療の最適化、生活の最適化をめざすサービス、それに対する対価を奪ったのだ。いちばん大切なところを否定して、ではお年よりは若い人と同じでいいのか、ということだ。

「医療経営の最適化」ではなく「高齢者医療の最適化」を

後期高齢者医療制度の前に、老人保険制度というのがあった。これがなぜできたかというと、年をとって同時にいくつもの病気になれば、検査も薬も何倍にもなる。これを抑制しようということでできたのだ。つまり、包括式といって、療養型病床の場合、どれだけ検査をしても、薬を出しても、一定額しか給付しませんという制度だ。外来は青天井だから、お年寄りはいまでも山ほど薬を出されている。しかし療養型に入院すれば、薬は平均で5種類になり、老人保健施設に入れば平均で2・5種類しか薬は出されていない。

これはお年寄りの病気の最適化を考えてのことではないだろう。医療経営の最適化を考えているにすぎない。高齢者医療の理想を大きくねじまげているといわざるをえないのだ。こんなことを考える人たちが医療の制度設計をしている間は、ろくなものはできない、と私は思っている。

最適の薬は、山ほどの薬でもなければ、2・5の薬でもないはずなのだ。恐らくその中間ぐらい、良心的な大学病院では5~7薬剤だ。私はそれでも多いと思っている。本人によく聞いて、薬の優先順位をつけていけば、平均で5薬剤まで減らすことは可能だと思っている。

安心と希望の介護ビジョン

2006年の介護保険法の改正で、介護予防という概念が導入された。介護認定で要支援と認定されたお年寄りが、要介護に進まないよう予防しようということで、運動機能の改善サービス、栄養改善サービス、口腔機能の改善サービスなど、いくつかのサービスが保険で受けられるようになったのだ。その審査のため、25項目にわたる生活機能評価が、特定検診という形で全国的に行われるようになった。そのこと自体は悪いことではない。問題はサービスを受けた人の数なのだ。

たとえば東京の三鷹市では2万5000人が特定検診を受けた。そのうち最終的にサービスを受けた人は８人、たった８人である。要するに検査はするのだが、それを生かすシステムが何もないのだ。認知症に関しては、予防の方法もわからないので、疑わしい人にはもの忘れ外来を紹介する、その程度で終わっている。

普通の健康診断でも、高血圧という結果が出たら、病院に行きなさい、生活はこうしなさい、こういうものは食べてはいけませんなどなど、いろいろ書いてあるはずだ。そういうフォローアップのサービス体制が何もないまま特定検診はスタートしたので、結果は惨憺たるものだ。関係機関は、要介護度の軽い人については悪くなるのを防止できたと、自画自賛の分析をしているようだが、そこには大きなトリックがあって、要介護の認定の仕組みが法改正の前後で変わってしまったので、本来比較しようがないはずなのだ。

こうした状況を踏まえて、２００８年、桝添厚労相のときに「安心と希望の介護ビジョン」が発表され、私も構成メンバーの一人として参加したのだが、「ビジョン」では、急性期の病院から、自宅や慢性期の病院へ移れない、行き場のない人が増えないよう、早急にセイフティネットを構築すべきこと、そのためには療養型病床の見直しが必要であること、さらには、さまざまなサービスを地域で選択できるようにすることなどを提言している。

行き場のない行き倒れは、地方ではなく大都市の問題だ。療養型病床の平均の生存期間は2年半。つまり療養型病床は死に場所であり、それが奪われようとしているのだ。

この10年の間に何とかしなければ

団塊の世代が高齢化し、都市部の高齢者人口は爆発的に増加する。津波が来るのだ。医療施設はまったく不足していて、このままでは団塊の世代は非常に不安な状況だと思う。親の面倒は見たけれど、自分の面倒はだれが見てくれるのか。兄弟3人で親の面倒を見たけれど自分には1人しか子どもがいない、あるいはまったくいない、いや独身だ、そういう人が大半なのである。

最終的には在宅医療を充実させる以外にない。そんなときにアンチ・エイジングが何の役にも立たないことは明白だ。ウィズ・エイジングにしても、その人の個性を生かせるような近隣社会構造をどうやって早急に築くか、個性を生かした医療や福祉をどう構築していくのか、焦りにも似た危機感が私にはある。

恐らく許された猶予は10年間しかない。

まず、こういう場合はこうしようというシミュレーションをして、地域の医療機関や福祉施設の利用モデルを作らなければならない。それも、国の特別な予算や大変な努力なしには成立しないようなモデルではなく、どこの自治体でもある程度は実現可能なモデルでなければならない。そのためには満足度１００％とはいかず、３割程度の満足で妥協せざるを得ないだろう。

ウィズ・エイジングにいいところがあるとしたら、それはウソをつかないということだ。アンチ・エイジングは限界について何も語っていない。何割の人に、いつまで効果があるのか、アンチ・エイジングをこのままずっと実践して、どんなプラスが約束されているのか、何もはっきりしていないので、アンチ・エイジングの信奉者にも不安はあると思う。あと10年、こんなことを続けてどうなるのかしらと思いつつも、刹那的な現世を生きているのだろうか。

ウィズ・エイジングは死という最終地点からものごとを見ている。死は必ずしも悪いものではなく、自然なものであるという考え方に立っている。アンチ・エイジングのように産業と結びついていないので、隠したりウソをついたりする必要がない。その立場からいうのだが、１００％満足するようなモデルを作ることは、現状では絶対に無理だ。かなりの人が死に場所を失う。それでも、いまより３割ぐらいは、個性としての老化が大切にされるような医療福祉を、近隣に溶け込ませていきたい。せめてそれぐらいは間に合わせたいと思っている。

在宅医療の全国展開を支援する

ウィズ・エイジングという考え方がどんなに立派でも、それが考え方に留まっているのでは何の意味もない。ウィズ・エイジングという考え方が実践され、それが社会に必要とされてはじめて、考え方としての正しさも証明される。

私は前職の杏林大学にもの忘れセンターを立ち上げ、ウィズ・エイジングを実践した。患者さんのいいところを見つけ、何をするのが楽しいのかを聞き出し、患者やご家族を元気にしようと努めた。幸い、もの忘れセンターは好評を博し、いまも多くの患者が訪れている。ウィズ・エイジングの第1段階の実践は成功したと私は思っている。

次の段階で私がやろうとしているのは、在宅医療の全国展開の支援だ。これまで述べてきたように、高齢者用のベッドが圧倒的に足りない。しかし、自宅のベッドがいちばん心地よいベッドだとしたら、それがいくらでも余っているではないか。これを病院の医療、施設の医療、介護保険などと上手に組み合わせて活用する方法はあると思う。というより、それしかないのだ。

現在、医者は全国に20万人ぐらいいる。看護師はその10倍はいるだろう。医者の中で在宅診療をやっている人は約１万。案外多いという印象を持つかもしれないが、これは在宅支援診療所といって、在宅もある程度はやりますという医者の数だ。在宅での看取りまでやってくれる熱心な医者は、全国に５００人ぐらいではないか。この５００人をいきなり10倍に増やそうとしても、それは不可能だ。というのは、地方の在宅医療というのは、開業医の先生が午前の診療が終わった後に往診に行く、それが実態だ。都会にいるような在宅専門医がいるわけではない。地方に在宅専門医を増やすには、何か特別なアイデアが必要だ。

医者を再教育したり、増やしたりするのは時間がかかる。そこで、私のところの長寿医療研究センターでは、在宅医療で一人暮らしの高齢者の面倒を見たり、終末期にも対応できる看護師を養成する講座を、今年から始めることにした。看護師は、もともと数が多い上に、子どもがいて当直できないなどの理由で、資格のある人の半分しか働いていない。この人たちをうまく活用したい。

アメリカにはＡＰＮ（上級実践看護師）と呼ばれる看護師がいる。普通の看護師を大学卒にたとえると、修士ないしは博士課程を卒業した看護師という位置づけで、ある程度の裁量権を持っている。ＡＰＮを増加させることで、アメリカの医療サービスは飛躍的に改善された。調査では、患者さんたちのAPNに対する満足度は、医師に対する満足度を上回っている。日本にもAPNに相当するような看護師を早急に増やさなければならない。

在宅死については、倒れてから息を引き取るまでの全期間を家で過ごさなければ在宅死にはならないと、堅苦しく考える必要はないと思う。最終末期だけを病院で過ごし、直前までは自宅で療養するのも、十分に在宅死だと私は思う。いざとなれば設備の整った病院へ入れるという安心感があれば、在宅の不安もやわらぐのではないか。

逆に病院に入りっぱなしで死を迎えるのではなく、安定期には自宅に帰って療養してもらえば、その期間、ベッドが空く。そうした融通を利かせたいのだが、現在の在宅医療の状況では、患者の不安を取り除くのはむずかしい。そこで在宅医療、終末期医療にも対応できる看護師を養成して増やし、在宅医療を充実させようと考えたのだ。

長野県に認知症が少ない理由

これまで、全国の認知症患者は180万人といわれていた。ところが、つい最近、筑波大学の調査結果が発表され、認知症患者はすでに400万人に達していることがわかった。これは大変なことである。これまでは10年後、あるいは20年後には400万人になるだろうと思われていたのが、現在すでに400万人ということになると、それこそ10年後には600万人という数字になってしまう。現在介護保険の利用者は、認知症を含め全体で300万人だから、すぐに倍以上になるということだ。医療費も介護保険も緊急事態である。

筑波大の調査は、DSM‐Ⅳ（精神障害診断基準第4版）という認知症の診断基準に基づいてサンプリングされた、精度の高い調査だ。認知症の話を少ししたいので、DSM‐Ⅳについても簡単に触れておく。

認知症の診断基準はいくつかあり、統一的な基準というものはない。DSM‐Ⅳは1994年にアメリカ精神医学会が発表したもので、世界で広く使われている。日本でも、もっとも普及している診断基準だ。それによると、以下の条件をすべて満たす状態を、認知症と診断する。

①記憶障害がある。
②失行、失認、失語、実行機能障害のどれかがある。
③右の症状のため社会生活、職業生活に支障をきたしている。

④右の症状の原因として、脳や全身的な病気が推測される。
⑤意識障害はない。

④については、認知症は器質的に問題があって起こる病気とされていて、脳だけではなく、エイズなどの全身的な病気も原因となることがある。⑤については、認知症は意識には問題がない。もちろん認知症の人が何かの原因で意識障害を起こすことはある。

ここで注目したいのは③だ。認知症で少々社会生活に支障をきたしても、もし家族やコミュニティーがそれをカバーできれば、少なくともDSM-Ⅳでは認知症としてカウントされないということになる。

長野県は統計上、認知症が非常に少ない県だ。しかし、長野県だけ認知症がそんなに少ない理由は何もない。どうやら、認知症の人は他県並みに存在するのだが、医者に行かないらしいのだ。島崎藤村『夜明け前』の時代ではないから、まさか座敷牢でもないだろうが、医者にかからせない、本人も行きたがらないということらしい。だから数字として表れてこない――。

これを因襲的ととらえ、「とんでもないことだ」と怒ることは可能だ。反対に、「ちょっとボケたけど、年のせいだからしょうがない」と、あまり気にしないようにすることも、一つの文化と考えることもできる。家族でカバーできる程度の不都合なら、ことさら病気にしなくてもいいのではないか、というわけだ。

この問題は、すぐ結論が出せるようなことではないし、地域によっても違ってくる。面倒を見る家族がいない都会などでは、きちんと病気として扱わないと危険だ。

社会生活のバランスがとれているなら、あえて大騒ぎしない

長野県の例でもわかるように、認知症は社会的な病気なのだ。体の状態で病気か病気でないかが決まるのではなく、社会生活のバランスがとれるかとれないかで、病気かどうかが決まるのである。

実は、糖尿病も高血圧も骨粗しょう症も、みんなそうなのだ。血糖値、血圧、骨の量という連続する数値に線を引き、ここから上は病気、ここはグレーゾーン、ここから下は正常などと、便宜的に決めているにすぎない。たとえば糖尿病は2000年に基準が変わり、正常値の上限が下がった。体は何も変化していないのに、正常だった人が病気に変わったわけだ。がんや肺炎などとは違う、そういう一群の病気がある。

社会的な病気は、たとえ病状に変化がなくても、対処の仕方次第では、病気でなくな

る可能性がある。

認知症でいまいちばん問題になっているのは、ＢＰＳＤ（認知症に伴う行動障害と精神症状）と呼ばれているものだ。認知症本来の記憶障害や見当識障害などとは異なる、いわゆる周辺症状のことで、荒れて暴言を吐いたりする。しかし、私が杏林大学にいた間にＢＰＳＤで精神病院への入院が必要と診断した数は、平均で年間2件しかなかった。こういう症状は、薬の処方の仕方や家族の接し方など、ちょっとしたことですぐ10分の1ぐらいに減ってしまうものなのだ。病院に来なくても、家で十分面倒を見ることができるようにすることは、それほどむずかしいことではない。

もう一つ例をあげよう。レビー小体型認知症という、パーキンソン病の親戚のような病気がある。主症状は幻視、妄想などだ。だれもいないのに「お坊さんがいる」「死んだ夫と話している」「子どもが見える」などといい出すので、ご家族が驚いて精神科に連れていったりするのだ。

精神科の医師は幻視を止めようとして、いろいろ薬を出すのだが、その副作用で、転びやすくなる。実際に転んで寝たきりになり、老人病院で床ずれに苦しみ、あるいは誤嚥で亡くなるという経過をたどることが少なくない病気だ。

しかし、患者さんによく聞いてみると、幻視が見えたからといって、家族が驚くほど本人は驚いていないし、困ってもいない。どうということはないのだ。漢方薬を出すと、幻視が消えることもある。

「どうですか?」

「最近、見えなくなった」

「見えなくてさみしいでしょう?」

「つまんない」

その程度なのだ。

幻視が、カゼで咳をするのと同じようなものだとわかれば、家族もそのうち慣れてきて、薬なしでも、家で普通に暮らすことができるようになるのだが、ボタン一つ掛け間違えると、大騒ぎになってしまう。

認知症の患者さんが400万人というのは、たしかに大変なことだ。しかし数字に浮き足立つことなく、患者や家族の不安を解消し、在宅をアピールする必要がある。

在宅医療の充実をすすめる一方で、患者を病院から地域へ還すための知恵を結集しなければならない。

高齢者医療の最前線はエキサイティング

人間は二本足で立つことによって脳が発達し、人間になった。四本足のままでは、人間にはなれなかったのだ。したがって「立つ」、「体を起こす」ということは、人間として非常に重要なことなのだ。

寝たきりは英語ではベッドリドゥン bedridden という。しかし、アメリカではベッドよりも椅子が多用されていて、グループホームなどでは、昼間は患者を着替えさせて、椅子で生活させることが多い。データはないが、体を起こしたほうが明らかに表情が違う。脳血流の点でも、あるいは嚥下、話す、排泄、どれをとっても、起きてするように人間の体はできている。日本では時間がかかることや経済的な理由から、アメリカのようにはできていないのだが、全部でなくても一部でもいいから、だれかが声をあげて、患者の体を起こすようにしなければいけない。

暴れる患者さんを、ベッドに縛り付けるのではなく、大きな動物のぬいぐるみに抱っこさせるようにすると、大人しくなって、ぬいぐるみの手をなでたりするという論文が、最近東北大学から出された。抱っこされることによって安心感が生まれるのだろう。これで拘束が必要なくなるのだから、私などは大発見だと思っている。

同じく、暴れる患者さんを大人しくするために、イカの燻製を与えてみたというのだ。前頭葉が萎縮している人は食べ物に執着するからだ。そうしたら、食べることは食べるのだが、臭くて食べ散らかしてしまったそうだ。私はそれを読んで閃いた。浅草の縁日でペロペロキャンディーを買ってきて与えてみたのだ。固いキャンディーで、1カ月も長持ちするものだったので、大成功だった。ただ、東北大学の先生のように、10人の患者さんに食べさせて、きちんと論文にするということをしなかったのが悔やまれる。

高齢者医療の最前線には、エキサイティングなアイデアがまだまだたくさんある。

第3章　死をどうとらえるか

その1　二つの死

末期の小康

〈性別〉女性
〈年齢〉91歳
〈主訴〉食思不振
〈病歴〉2001年10月、脳梗塞、脳血管性痴呆　ADL（日常生活動作）低下のため入院。排尿誘導などにより、昼はポータブルトイレ使用可までADLは改善していたが、2002年6月、便秘、腹満持続、イレウス（腸閉塞）が診断され、CTにて後腹膜腫瘤、解離性大動脈瘤が発見された。保存的な治療にて、経口摂取が可能となったが、8月ごろから持続性蛋白尿、全身浮腫が著明となる。10月、嘔吐し誤嚥性肺炎、意識障害（痛み刺激に無反応）が出る。末梢輸液（点滴）1500㎖を行っていたが、10月11日、家族の希望により、一切の医療行為をやめ、自然死を選択することとなった。

これが、私がもっとも感銘を受け、影響も受けた死亡症例の一つだ。すべての治療を中止する直前の状況は、お腹に大きな腫瘍と大動脈瘤が発見され、全然食べられなくなっていた。むくみもひどく、肺炎も起こしていた。これ以上の治療はしないでくださいという家族の意向を受けて、一切の治療行為をやめ、自然死の経過をとることとなった。

普通、こういう状況になると、長くても2、3日で死亡するのがほとんどだが、この女性は、それから実に1カ月も生きた。なぜ、そんなに長く生きられたのか考えてみたのだが、この女性はむくみ（浮腫）がたくさんあったので、それがいわば自分の貯金になったのではないかと考えられる。

むくみが多いときに治療行為をやめると、一時的に元気になることが知られている。交感神経ホルモンが少し出てきて、意識もややしっかりするのだ。これを〝末期の小康〟という。家族が枕元に集まり、最後の別れをするよい機会なので逃さないようにと、海外の終末期を扱った教科書などには書いてある。

しかし、それも数時間から半日程度のことで、こんなに長いのは、きわめてまれといってていいだろう。血圧などのデータから判断すると、治療をやめてから14日目〜26日目までの約2週間が、この女性の末期の小康だったと考えられる。

終末期の医療は患者本位で

要するに、水分摂取が減少した患者にとって、大量のむくみの水が、点滴代わりの役目をして、少しずつ吸収されていったのではないかということだ。むくみや腹水が減少すれば、心臓も楽になり、その結果、意識もよくなる。この女性は、こちらの刺激に対して目を開けたりするようにもなった。

それにしても末期の小康がこんなに長く続くとは、本当に驚きだった。実は、正直なところ迷った。治療を再開すべきではないかと思ったのだ。スタッフでいろいろ相談もしたのだが、ご家族が希望した以上、このまま最期を看取ろうということにしたのだった。

顔色が悪くなる、体温も下がる、吐く、といった本当の終末期の症状が出たのは、最後の3日間だった。

終末期の医療についてはさまざまな議論がある。もっともよく耳にするのが、点滴はどのぐらいすべきかというものだ。医者は、患者が食べられなくなると、どうしても点滴をしてしまいがちだ。尿がこのぐらい出ているのだから、点滴はこのぐらい入れよう、などとバランスの計算をしてしまうのだ。しかし、これは間違った議論である。「患者が苦しくないようにする」、基準はこれだけだ。だから、たくさん点滴をしたほうがいい人もいれば、やらないほうがいい人もいる。また、終末期には脱水の程度と口渇感とは関連しないことも頭に入れておくべきだろう。計算ではないのだ。

終末期には自然にあらわれてくる症状がいくつかある。それに対して、本人がなるべく苦しまないようにする特殊な医療技術がある。「人工呼吸器をどうするか」という議論をするのではなく、患者さんの苦しみを少しでも減らすために何ができるかを考えればいいのだ。この91歳の女性は、そういうことを教えてくれた。

ところで、漠然と終末期という言葉を使ったが、高齢者の終末期とはいつから始まるのだろう。全国の老人保健施設に対して行ったアンケート調査の結果を紹介しよう。

どのような状態になったら終末期に入ったと思うか、という質問に対する回答は次のようである。

生命予後の危険	88・２％
日常生活機能の低下	10・２％
知的機能の低下	０・９％

では、どういう状態を「生命予後の危険」と考えるのか。

バイタルサインが低下し、生命予後に予断を許さない状態	18・７％
48時間以内に死亡が予想される状態	３・２％
１週間以内に死亡が予想される状態	12・８％
２～３週間以内に死亡が予想される状態	11・３％
１カ月以内に死亡が予想される状態	19・１％
３カ月以内に死亡が予想される状態	18・２％
６カ月以内に死亡が予想される状態	15・５％

半数以上が１カ月、ないしそれ以上の終末期を考えているという結果だった。

患者と家族のふれあいを妨げない

終末期の医療では、人工呼吸器を外すか外さないかという議論が延々と続いている。しかし、それは本当に貧しい議論だ。終末期に何をなすべきかは、もっと幅広い視点から議論されるべきである。

終末期の医療の問題点としては、日本では延命治療に偏りすぎていて、患者のＱＯＬ（生活の質）を無視した医療が多いという指摘がある一方、たとえば食べられなくなった患者を、「見なし末期」としてターミナルケアに追い込んでいるケースも多いという指摘もある。

私自身は、亡くなっていく方の症状をベースに、さらにその人の人生、ライフヒストリーを尊重しつつ行われる医療が、非常に重要だと思っている。そして、もっとも大切なことは、患者と家族の最後のふれあいを妨げないということだ。こうした終末期の医療を実現するためには、家族の死に対する理解が欠かせない。

昔は死を目にする機会が、いまよりずっと多かったと思う。統計を見ても、１００年前はほとんどの人が自宅で死んでいた。第２次世界大戦後も、まだ80％の人が在宅死だった。それが１９９７年には80％の人が病院で死んでいる。現在、在宅死の割合は13％程度にまで下がっている。

昔は祖父母や親、親類などの死を、間近に見たり体験したりすることで、死というものに対する理解を自然な形で深め、共有していたのだ。家での看取りは、死の直前のさまざまな症状、表情を見ることができる。死は厳粛なものであり、同時に身近なものだった。

ところが現在は、死は病院に取り込まれてしまい、人の目から隔てられている。心電図がフラットになって、ご愁傷様ですといわれ、ようやく親戚が入るのが許される。

病院の死で、私たちが目にすることができるのは、死のほんの一部分にすぎない。しかも、その人らしい死ではなく、マニュアルによる画一的な死だ。その結果、死に対する想像力は育たず、死は忌避すべき、あってはならない事件であり、万が一、身の回りに起これば驚愕するだけで、なすすべもない、ということになってしまった。

新聞に載るような殺人や事故死には、そういう死もあるかもしれないが、しかし、ほとんどの死は、本来自然で、日常的なものだ。いま地球上に生きている人で、１２０年後も生きている人は一人もいない。全員に死は訪れる。しかし、自分には当分、死などは来ないとみんな思っているのだ。おじいちゃんやおばあちゃんの死をしっかり体験していないために、死はいつまでたっても遠い他人事にしか思えないのだ。

私が子どものころは、蛙をつかまえて、尻から麦わらを突っ込み、空気を吹き込んで、蛙の腹を膨らますなどという、いまから考えると相当残酷な遊びをしたものだ。ところが、いまの子どもたちは、昆虫の死骸も、カラカラに干からびたミミズも知らない。彼らがより切実に体験するのは、コンピューターゲームの中のバーチャルな死だろう。自分の手を汚すこともなく、リセットすれば復活するような死しか、体験できないのだ。

小さくしか報道されなかったが、日本では殺人が減っているそうだ。特に若い人の殺人が減っている。警察庁の調べによると、２０１０年の殺人事件の件数は１０６７件で、前年比２・５％の減少だった。これは2年連続で戦後最少を更新したのだそうだ。このうち検挙された容疑者の年齢を見ると、14～19歳の少年が39人で前年比13・３％減。20代が１４３人で12・８％の減。30代は１７８人で11・４％の減と、のきなみ減少している。これに対し60代は１７４人で、30代に次いで多く、前年比33・８％の増。特に65～69歳は47・３％の大幅アップとなった。70歳以上も94人で６・８％の増加となった。

新聞ではキレやすい高齢者、孤立化する高齢者の姿が浮き彫りになったとして、高齢者の殺人が増えたことを問題にしていたが、私がいま指摘したいのは、若者の殺人の減少のほうである。

殺人の減少自体はもちろん歓迎すべき傾向である。だが、生きること、他人と争うことに対する若者のエネルギーが、だいぶ落ちていると、私には見える。殺人を犯すほうがアクティビティーが高い、などと主張するつもりはまったくないのだが、死というものに対する関わり方が、エネルギーとしても、本質的なところで弱い、と感じられて仕方がないのだ。

私の好きなテレビ番組に日曜日の「ザ！鉄腕！DASH！」がある。TOKIOのメンバーが、お金をかけず、文明的な機械も使わず、全部自分たちの手で、畑を作ったり、炭を焼いたり、露天風呂を掘ったりするのだが、自然の中に、テレビゲームよりもっと楽しいものがあることを、見る者は改めて教えられる。そういう意味で、これは教育番組といってもいい。さらに、リアルとはこういうものなのだ、と示すことの意義は、相当に大きいと思っている。

デス・エデュケーション、すなわち死というものはどういうものか、どういう経過をたどるのかという教育が、いまの人には非常に不足している。これだけの情報化社会なのに、人間が自然に死んでいくということがどういうことなのか、ほとんど取り上げられない。これは大きな問題ではないか。

目の前にいる死につつある人の症状は、病気が悪化して起きる症状ではない。人が亡くなっていくときに、だれにも起こる自然な症状なのだ。そういうことを家族が知らないために、本人がいくら自宅で死を迎えたいと希望しても、ちょっとした変化に驚いて、大慌てで救急車を呼び、病院に運んでしまうケースがたくさんある。そのために望まない濃厚な延命治療を受け、最悪のＱＯＬの中で亡くなる方も多く、また、在宅死が増えない要因の一つにもなっている。

尊厳死という言葉があるように、たとえ死によっても人間の尊厳は冒されてはならないと思う。それを守るのが終末期の医療なのだ。その前段階として、お年寄りのいいところを見つけていこうというのがウィズ・エイジングといえる。

年齢を重ねること、すなわちエイジングを敵と見なすような医療、あるいはエイジングに対して知らんふりをするような文化を、私は心の底から貧しいと感じる。

パキスタンの姥捨て伝説

先日、面白いリポートを読んだ。終末期に死に向き合わない国が二つあって、それが日本と中国だというのだ。普通の国民は、人生の峠を越えたところ、衰退が始まったところで、死から起算した人生というものを模索するようになるのだが、日本人は衰退が始まっても、死が見えないのか、見ないようにしているのか、病気や福祉については熱心に議論するのに、最終的な死については語ろうとしない、というのである。死と向き合わず、死を病院や施設任せにして、逃げ続けている。死を、病気や福祉システムの問題にすり替えているのではないか、というわけだ。

日本の特別養護老人ホームを見学したパキスタン人留学生の話というのを読んだことがある。建物は非常に立派で、内部も清潔である。ただパキスタンでは、たとえ貧しくても老人の面倒は家族がみるという習慣が残っていて、ここは確かにきれいだが、精神的には貧しいような気がする、と書いてあった。

そのとき初めて知ったのだが、パキスタンにも姥捨て伝説があるという。こんな話だ。ある日、父親が寝台を作っているのを子どもが見て、「お父さん、何を作っているの」と聞く。父親は「おばあさんを砂漠に連れて行く寝台を作っているんだよ」と答える。パキスタンの姥捨ては、老人を砂漠に置き去りにするらしいのだ。父親の答えを聞いた子どもが、「じゃあ、私もいつかお父さんを砂漠に連れて行かなくちゃいけないから、一緒についていく」という。それを聞いた父親は、自分が大それたことをしようとしていることに気づき、母親を砂漠に捨てに行くのをやめ、貧しいながらも、みんなで仲良く暮らした、というお話だった。

姥捨ては、経済的な貧しさや介護の大変さから、まだ生きている親を、砂漠や、日本では裏山に、背負って捨てに行くという風習で、たしかに前近代的な話かもしれない。しかし、それはギリギリの選択であり、いまでは想像もできないような葛藤があったと思う。徹底的に死と向き合い、死について考えなければならない時代だったのではないか。

現代の日本はどうだろう。姥捨てを、社会のシステムに肩代わりさせているといえないだろうか。死を病院や施設任せにして、死と向き合うことを避け、死を考えることを避けている。それが死を、時間的にも、距離的にも、遠いものにしていると感じられてならない。

家族にどう説明するか

医者は、亡くなろうとしている患者を看取る家族に、これからどんなことが起こるかを説明しなければならない。伝え方は患者さんごとに微妙に異なるだろうが、伝えるべき内容は変わらない。私が杏林大学時代に監修・翻訳した『エンドオブライフ・ケア終末期の臨床指針』（医学書院）という本から、アメリカのあるホスピスの例を紹介する。

〈死期の症状と説明〉

この説明の文章を読むと驚くかもしれませんが、起きうることを知っておけば、いよいよ悪くなったときに起きる不安が少しでも和らぐと思います。

患者さんは、一人ひとり、誰とも違う死に方をされます。この説明の文章は、安らかな死を迎えるための海図で、幾通りものルートがあります。

症状はすべてあてはまる人も、全くあてはまらない人もいるかもしれません。死はいつどのように起きるかは、個人によって違いますが、死はだれもが避けえぬ自然な出来事であることを銘記してください。

1、肉体・精神が消えゆく思い：軽眠傾向

森羅万象から遠ざかる感じは自然経過であり、自己からの離脱感、内省的、懐古的となる。近親者との親身一体感、やがて遠ざかるように感じられる。これは死期に訪れる変化に適応するための感情とも理解される。

2、食欲、飲水摂取の減少

代謝が低下し、体がエネルギーを必要としなくなっている。体液が溜まりやすくなってきており、水分摂取の減少はむしろ体の心地よさを保つ自然の英知であると認識する。食べ物や水はどんなときでも強制してはならない。

3、せん妄、混乱、軽度のうわごとから末期の興奮状態（ベッドから降りる、シーツをはがす、実際にないものを取ろうとする）など
穏やかに諭すように話しかける。意識がある状態では照明をつける。BGMも有効なことがある。せん妄、興奮、幻覚などの激しい症状には、薬物療法も用いられる。

4、呼吸の変化
普通に起きる出来事。頻呼吸や呼吸数が少ない状態や10～30秒間の無呼吸もみられる。脳循環機能が低下して起きてくることであって、不快や苦しみの表現でないことを銘記する。

5、口腔内分泌物の貯留、鼻翼呼吸
嚥下反射は消失することもあり、ゼロゼロした呼吸は本人はもちろん、ベッド周囲の近親者に耐え難い不快を起こす。ベッドを挙上したり、側臥位にするなどして対処する。

6、尿失禁・便失禁
尿は水分摂取減少のため褐色尿となる。オムツやパッドを用い、シーツや布団

が汚れないようにし、皮膚が汚れないように、リネンの交換を何度も行う。

7、皮膚温、皮膚色の変化
循環機能の低下は、低体温、蒼白色の皮膚をもたらす。薄いタオルケットなどで被い、体位変換を増やし床ずれを防ぐ。湯たんぽや電気毛布はよくない。

聴覚は一番最後まで残る感覚です。患者さんは周りのことはすべて聞こえています。失うものがどれほど大きくとも、「大丈夫よ」、「さようなら」と告げる時期です。「さあ行きましょう」という言葉も安らかな死を迎える手助けになることがあります。

死はどのような兆候で確認できるか。
呼吸停止、心停止

脈が触れない在宅死の場合、救急車や医師を呼ばず、（米国では）ホスピスに連絡してください。お別れの儀式が忙しいでしょうから、お宅まで伺わせていただきます。

（コロラド州ボルダーのホスピスの説明書による）

父の死

『エンドオブライフ・ケア　終末期の臨床指針』という本には、個人的な思い出がある。この本を読んでいるときに、私の父親が亡くなったからだ。そのときの私の状況がわかるので、「訳者序」から引用してみる。

本書の原書をざっと読んだのは2002年の桜が散ったころだったが、強い衝撃を受けた。わが国で最も欠けている終末期医療のケアのエビデンスが延々と書かれていたからだ。最初の章を訳出した時には、エンドオブライフ・ケアの歴史に感動さえ覚えた。それは、多くの看護師の苦闘の蓄積が赤裸々に綴られていたためにほかならない。皮肉にも、そのころ、私の父親が大腸癌で広範な肝転移があり、余命いくばくもないことが判明した。イレウス予防のため、姑息的な大腸癌切除術の後、3か月の小康状態を経て、私の個人的なエンドオブライフ・ケアが始まった。本書をなんとなくひも解いた時、脱水、吐き気、腹水、吐血などに対して、従来の医学的知識のみで対処しようとしていた自分が小さく見えた。
死周期には、父の弟が、「なにも心配することはない、向こうで俳句の師匠が待っているからね」などと意識の薄れゆく父に話しかけていたが、本書にも書かれているこの技法は、多くの死を見てきた年配の方々の中に自然と身についていることで、それらを知らなかった私は、単なる観察不足以前の状態であったようだ。（以下略）

この章の冒頭で、91歳の女性の末期の小康を紹介したが、その死以上に、私に死というものを教えてくれたのが、父の死だったように思う。

父が死の病であることがわかったのは、亡くなる8カ月ほど前である。当時、父は長野県のある市立病院の院長をしていた。体調を崩して検査を受けたのだが、それまで父は一度も健康診断などは受けたことがなく、結果的には手遅れの状態になるまで病気の発見が遅れてしまったのである。検査をした医師から東京の私に電話が入り、愕然としたが、すぐに頭に浮かんだのは、父にどう伝えればいいかということだった。

大腸がんが肝臓に転移していた。肝臓は手の施しようがない状態だった。私は、医師としてなら、もう医学では助けられない何人もの患者に接してきた。しかし、息子として、医学では助けられない父に接するのは、もちろん初めてだった。医師である父には、事実をありのままに伝えるべきではないか。しかし、医師といっても一人の人間であることに変わりはない。本当のことを伝えればショックを与えることは間違いない。その後の経過が心配だった。では、ウソをつくか……。

家族とも相談し、最終的に選んだのは「部分的に真実を伝える」という方法だった。すなわち、大腸がんについては真実を伝え、肝臓についてはアルコール性の肝障害でごまかしたのである。キーポイントを隠したカルテを見せたりもした。しかし、父はわかっていただろう。私たちのウソを追及するような言動は一切なかった。それだけに、うまく騙される演技をしてくれたのかもしれない。そう考えると、いまでもつらい。

やがて父は、がんのため大腸が狭くなり、食べられなくなった。このままではイレウス（腸閉塞）になる。排泄できないために食べられないのだから、胃ろうを作っても意味がない。あとは中心静脈栄養、つまり点滴ということになるが、それでは、ただ弱っていくのを待つばかりだ。残された時間は多くはない。なんとかもう一度食べさせ、1カ月でもいいから元気な時間を過ごさせてあげたい。そこで、大腸のほうだけがんを切除し、大腸をつなぐ手術をすることにした。私が勤めていた杏林大学に呼んで手術することも考えたが、俳句を作る父には、東京のビルの中はかわいそうだと思い、父の勤め先である市民病院で手術を受けることにしたのである。

在宅医療の態勢を整える

父は肝臓をやられているので体力がない。手術はそれを補いながら行わなければならない。５時間ほどもかかる大変な手術となった。しかし、手術そのものは大成功だった。術後１カ月ほど入院し、年末、父は家に戻ることができた。正月には、わずかだが食べることもできた。１月、２月と、俳句を作りながら比較的平穏に過したが、３月、血を吐いて信州大学病院に入院した。

そのころ、みんなで話し合い、在宅で看取ることを決め、畳の部屋にビニールを敷くなど、在宅医療の態勢を整えた。母も高齢なので、泊り込みの家政婦さんを雇った。また、父の関係で知り合いの看護師さんに、毎日来てもらうようにした。さらに医師の義兄が近くに住んでおり、私も毎週末、少なくても２週間に１回は帰るようにしていた。在宅医療の環境としては、かなり恵まれたものだったと思う。

父の場合、在宅での看取り以外は考えられなかった。俳人正岡子規は晩年、病床からまったく動けなかったが、看病をした妹律は、病床からでも見えるように、庭の花の配置を工夫したといわれている。父にとっても家の庭や風景は、なによりも俳句の題材として欠くことのできないものであり、その中で死んでいくことに、本人も家族も、一片の疑いも持たなかった。実際父は、最後の最後まで震える手で俳句を詠み続けた。

5月の連休のころには、相当悪くなり、点滴もつらかったようで、母に「治療はもういいよ」といったという。私のところに「いよいよ危ないからすぐ来い」と連絡が入ったのは夜の10時ごろだった。東京から松本まで車を飛ばし、家に着いたのは夜中の2時頃だっただろうか。血圧はだいぶ下がっていたが、耳はまだ聞こえていた。病院だと、死ぬ直前まで血圧を上げたりするのだが、在宅死は「虫の息ってこういうことか」とわかるぐらい、少しずつ、自然に命の炎が小さくなっていく。それを数時間にわたって、家族や親戚一同が枕元で見守ることができた。

父は明け方5時ごろ亡くなり、朝になって主治医が来て、死亡を確認した。主治医の先生は、父が大学病院に勤めていたときの教え子で、そのときは地元の医師会の会長を務める名医だったが、家での看取りで一番大切なのは主治医や医療ではない。家族がどれだけその死に関わることができたかだ、と繰り返しいっていたことが強く印象に残っている。

いまでも気持ちは揺れている

『エンドオブライフ・ケア　終末期の臨床指針』が完成したとき、大先輩のＩ先生に贈呈した。すると丁寧な礼状が届いた。そこにはこんな意味のことが書いてあった。Ｉ先生の兄弟には医師が３人いる。Ｉ先生のお父上ががんで亡くなったとき、３人は交代で看病したのだが、お父上は亡くなる寸前に、自分は子どもを３人も医者にしたのに、死んでいく人間の心をわかる者がだれもいない。バカな医者を３人もつくってしまった、そういって亡くなったというのだ。

私の父の場合も、義兄と私と、身の回りに２人も医者がいたわけだが、うまく対応できたかといわれれば、事情はＩ先生と似たようなものだったろう。

死んでいく人の心の中では、孤独や焦りなどの感情が渦巻いているのだろうが、所詮、死んでいく人の心は、死んでいく人にしかわからないのかもしれない。背中をさすったり、着替えをさせたり、そういった物理的な世話はいくらでもできるのに、精神的なケアはどこか遠慮がちで、ハレモノに触るようになってしまう。

親子だから、身内だから、目と目でわかるといってしまえばそれまでだが、私はやはり父に、しっかり死を伝え、父と一緒に、父の死に正面から向き合って話をすべきだったと、いまとなっては後悔している。私は、一般論としては、死の教育が足りないとか、死んでいく人の精神的なケアが大切だとか偉そうにいっているが、では実際に父に対してどうだったかと問われれば、とても十分にできたとはいえない。居直るわけではないが、だからこそ、日頃から死について、正面から話題にして話すことが必要なのだ。一番怖いことについて、避けるのではなく話すことで、怖くなるということはあると思う。そうすれば年をとることについても、まったく違った見方ができるようになるだろう。

ただ、いまでも私の気持ちは揺れている。早々と自分はもう死ぬのだと知らされた場合、その後の何カ月かの長い夜を、どう過せというのか。最後まで、まだ大丈夫、まだ大丈夫と励まし続け、本人も希望を失わないまま死んでいくという方法もあるのではないか……。

その2　日本人とウィズ・エイジング

私の紹介を兼ねて

ウィズ・エイジングという考え方の背景にあるのは、日本人の自然観、時間感覚ではないかと思っている。アメリカ生まれのサクセスフル・エイジングにも、あるいはヨーロッパ生まれのジェロトランセンデンスにも違和感を持つのは、やはり日本人の心性との齟齬があるからだろう。

では日本人の心性とは何か、どう育まれてきたのか、それを知るための一つのサンプルとして、私という人間がどういう環境で育ってきたかがわかる、昔書いたエッセイを紹介したい。「とほる」は父、「紀子」は母である。

晩秋安曇野、諏訪スケッチ　俳句カルタから

私は松本城の北、徒歩十分位の蟻ヶ崎というところで生まれ、小学校は、今は廃校となり重要文化財開知小学校に合併された田町小学校に、二年の半ばまで通い、信州大学医学部に勤めていた父が岡谷病院に赴任することになり、岡谷に引っ越しをした。岡谷は女工哀史の地、方言もきつければ理屈もこねる。おおらかな安曇野の風土とは異国ほどの差があった。

四季の峻別された気候の中でも冬の寒さは尋常ではなかった。氷点下二十度以下の「しみる」朝には牛乳瓶が割れ、干したタオルが板のようになり、夜になると諏訪湖は二十センチ以上の全面結氷によって膨張し、数キロ離れた我が家までうなりをあげて「御神渡り」の音が響いた。厳冬にいたる短い晩秋がいとおしかった。主婦は短い日差しを急ぎ、買い物に精を出す。

「秋高し踏切は主婦たまりやすく」（とほる）

山の中腹は極彩色の落葉広葉樹で埋め尽くされ、里は冬の漬物準備で忙殺される。白壁の多く残る安曇野では、大根干しが一斉に始まっている。

「大根《だいこ》干す壁に投げたる鞆のあと」（とほる）

一方諏訪はお葉漬け（信州では野沢菜とは呼ばない）が盛んで、多い家では六桶も漬ける。お葉漬けの準備は容易ではない。洗う水の温度は既に零度近い。お葉漬けは二月の下旬にはもう酸っぱくておいしくない。氷点下の漬物である。

「野沢菜の紫ならんとして冬に」（青邨）

もう一つの諏訪の風物詩に花梨がある。葉が少ない木に、かたい黄色い実をつける。

「かりん色よく漬かりひそかに湖光あり」（紀子）

信州の十一月はあきれるほど晴天が続く。観光客はなぜか少ない。山の径の晩秋の散策は、足下に落ち葉を踏みしだく音、頭上に枯れ葉の散る囁き以外、絶対の静寂の中にある。

「枯るるものその影にこそ真実を」（青邨）

辺りが急に開けるともう頂はすぐそこにある。城山や高ボッチからは、安曇野が初冠雪をした中央アルプスから北アルプスまでを借景に、百八十度のパノラマで見渡せる。下りもまた楽しい。麓には焚き火が一筋見え、うず高く積まれた薪の上から窺く白壁に干し柿が粉をふいている。そうこうするうちに突然厳冬がやってくる。

「父とわれ静かに居たり牡丹雪」（とほる）

父も母も「夏草」を主宰していた故山口青邨の弟子で、今は信州で「草の実」という俳句雑誌に勤しんでいる。祖父母を含め一家七人を父一人で養っていた我が家は決して豊かではなかった。遊ぶようにと作ってくれた俳句カルタは今では変色し、一部は裂けている。しかしそこには信州の四季が躍動している。
信州は数多くの観光名所があるが、人知れぬ山里にも人は棲み、山河は佇む。老年医学を志して二十年になるが、少年時代を過ごした安曇野、諏訪の晩秋の風景は澎湃として甦り、私の底流をなしている。

ここに書かれた自然や、季節の移り変わりに対する感じ方は、多くの日本人に共通するものではないかと思う。

俳句カルタを治療に取り入れる

前に勤めていた杏林大学もの忘れセンターに、私は俳句や写真を飾っていた。それは、認知症という病気は時間の感覚を喪失しやすい疾患だからだ。季節感や時間の感覚を思

俳句カルタ

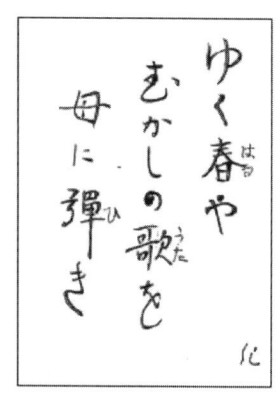

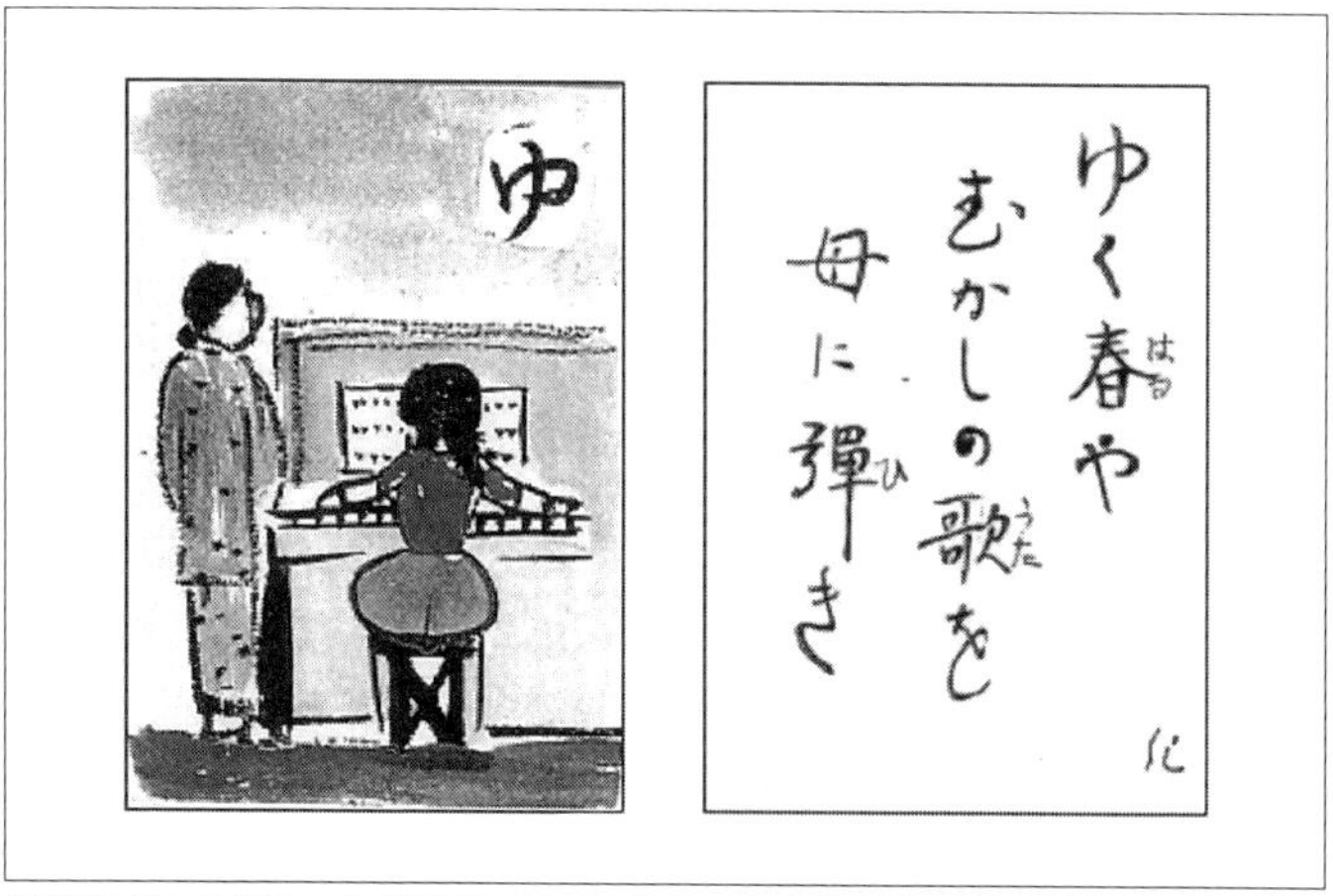

描かれているのは、母が祖母に買ってもらった足踏み式のオルガンで、祖母のために「埴生の宿」や「早春賦」など、祖母の知っている歌を弾いている光景である。祖母もかたわらで口ずさんでいるのであろう。それを「ゆく春や～」と俳句に詠んだのである。音楽療法、回想療法などというと、むずかしそうに聞こえるが、このような脳の活性化、記憶訓練は自宅でも簡単にできる。

い出してもらうために、待合室には季節を感じさせる絵や写真、俳句を飾ったのだ。たとえば雪景色の写真を見れば「ああ、冬だな。寒いな」と感じるだろう。俳句には必ず季語があり、季節とは切っても切れないのが俳句だ。このように時間の感覚を確かめる方法を「見当識療法」という。

　また、エッセイにも出てくる俳句カルタも治療に取り入れていた。俳句カルタとは、俳句と、その内容を描いた絵を組み合わせる遊びだが、昔、両親が作ってくれたものは、私にとって宝

回想法に使われるなつかしい品々

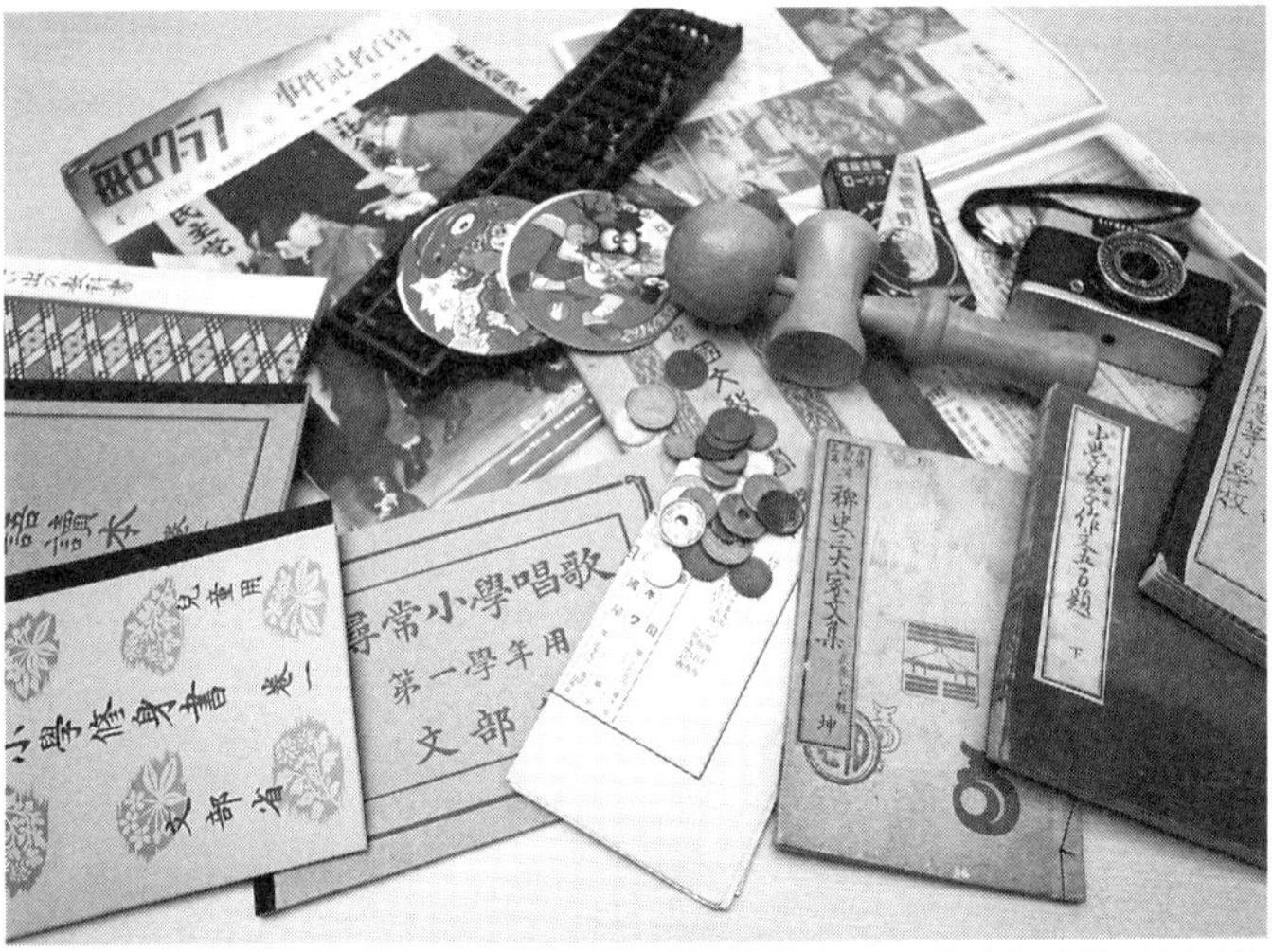

特別買わなくても、お年寄りはものを大切にするので、ちょっと部屋を整理すれば、こういった品々はいくらでも出てくると思う。そのときに、その品物にまつわる思い出やエピソードをじっくり聞けば、それがすなわち回想法である。

物だ。それをコピーして診療に使ったのである。

季節感だけではなく、日本の各地の風土を描いた絵や写真も有効ではないかと思う。東京のお年寄りは全国から集まっているからだ。自分の育った地方の絵や写真は非常になつかしい、いわば原風景といえるものだろう。名所、旧跡、史跡の類ではない。ごく普通の、何でもない風景が効果的なのだ。いまそこに住んでいる人にとってはどうということもない、毎日見ている風景でも、そこを離れた人間には、強い喚起力があるはずである。

年をとればとるほど、思い出の風景がたくさん蓄積されている。年をとればとるほど、それが頻繁に思い出されるのだ。これを商業的に利用したのが年寄りマーケットで、なつかしの歌謡大全集とか、そういう商品はたくさん出ているが、そうではなくて、お年寄りの中に積み重ねられたものは、日本の文化そのものではないかと思う。それは知恵であると同時に、非常にいいイメージの集合体なのだ。だから、単に認知症の治療に使うと効果的だというような単発的な話ではなく、社会全体が、それをプラスに生かしていかなければならないと思う。ウィズ・エイジングという考え方を実践し、深めていくことで、その方法を発見する手がかりになれば、とも思っている。

季節感と死生観

日本人ほど季節に敏感な国民はいないだろう。日本のあらゆる文化は季節に彩られている。文学、絵画、音楽、料理、どれをとっても、季節感を欠いては日本の文化は成立しにくいといっても過言ではない。こうした季節に対する感覚、時間感覚は、死をどうとらえるかという問題に直結している。

たとえば、もし桜が3カ月も4カ月も咲いていたら、日本人はこんなに桜が好きではなかっただろう。

「世中にたえてさくらのなかりせば　春の心はのどけからまし」

そう歌に詠まれるほど桜が好きで、昔から、桜の季節になると、日本人はそわそわし出して、落ち着かないのだ。

蝉は土の中で長い幼虫期間を過ごし、やっと地上に這い出て、盛大に鳴き始めたと思うと、1週間ほどで死んでしまう、と多くの日本人は思っていて、そこに一種のはかなさを見ている。蝉は昔から「もののあはれ」の代表選手で、抜け殻は「空蝉（うつせみ）」と呼ばれ、はかない「現身（うつしみ）」の象徴だった。

しかし、蝉が短命だというのは俗説である。地上で1カ月ほども生きる蝉もいるそうだ。幼虫期間も含め、蝉の寿命の長さは、昆虫の中では上位に入るそうだが、日本人はそういう事実よりも、俗説のはかなさに強く魅かれるのだ。日本人の「もののあはれ」を愛でる心性が、蝉の俗説を生んだともいえる。

「ゆく河の流れは絶えずして、しかも、もとの水にあらず。淀みに浮かぶうたかたは、かつ消えかつ結びて、久しくとどまりたるためしなし。世の中にある人とすみかと、またかくのごとし」

『方丈記』の有名な冒頭の一節だ。

「祇園精舎の鐘の聲、諸行無常の響あり。沙羅雙樹の花の色、盛者必衰のことはりをあらはす。おごれる人も久しからず、只春の夜の夢のごとし。たけき者も遂にはほろびぬ、偏に風の前の塵に同じ」

これもよく知られた『平家物語』の冒頭の一節である。こうした、いわゆる無常観と呼ばれるものは、なにも古典の中だけではなく、現代の日本人の心性にも色濃く影を落としている、というより根底にあるもので、そこが欧米人とは決定的に違うのだ。

永遠に続くかと見える大きな自然の営みがあり、しかし、目をこらしてよく見みると、小さな生きものが短い生死を繰り返している。どこまでも続くように見える大きな河の流れがあるけれど、一瞬たりとも、もとの水ではない。おそらく仏教の輪廻とか転生というような考え方の影響もあるだろう。神道ではDNAが先祖から受け継がれ、子、孫と一元的に続いていく。その流れの中で、自分は桜のように咲いて、散っていく存在である。自分の一生は短くはかないけれど、しかし、それは大きな流れの中にあるという安心感が日本人にはあるのだ。

日本人が身近な自然に永遠を見、何ものにも換えがたい価値を置いていることを、私はとてもいいことだと思っている。自然を見ることは、植物が芽を出し、花開き、枯れて朽ち果てていくことを見ることだ。つまり時間を見ていることに等しい。時間は止められないから、若芽のときも、満開に花開いたときも、あるいは枯れた風情も、すべてを愛でようというのが日本人なのだ。人間が誕生し、成長し、老いて死んでいくこともまた自然であり、そのどれをも愛していこうというのが、私たち日本人の心性なのである。

ウィズ・エイジングは死を自然なものとしてとらえているが、それは日本人である私が、「もののあはれ」の風土の中で考えた、日本ではごく自然な、普通の考え方ではないかと思っている。

第4章　ウィズ・エイジングをどう実践するか

この章では、まず、加齢による心身の変化を年代別に概観し、それにどう対処するかを老年医学の立場から解説する。

次に、たとえばシワやシミが増えてきたとき、ウィズ・エイジング的にはどう対処すればいいか。美容、ダイエット、趣味、性など、日常生活の中からいくつかの項目を取り上げ、項目別にウィズ・エイジングの実践を具体的に明らかにしたい。

その１　〈年代別〉加齢による心身の変化にどう対処するか

――40代――

【この年代の概観】

乱暴ないい方になるが、この年代は、がんがまだほとんどない。ほかの生活習慣病も、指摘され始める年代ではあるが、合併症はまだ出ないので、治療するというより、仕事が忙しくて手が回らないというのが、この年代の実情だろう。人生という山道の、峠手前の一番の難所を必死に登っている時期なのだが、登る体力があるかどうかのチェックもままならないほど忙しいといったところだ。

とはいえ、サラリーマンなどの世界では、出世する人しない人の選別がある程度終わり、自分の今後の人生が見え隠れする年代ではある。

女性は、子育てが終わり、社会的な交流が活発になる時期で、かなり元気がいい。一方で、40代半ばからは女性ホルモンが減少し始め、どうしても太りがちになる。脂質異常症といったものが現れることもある。

この年代の女性にとって、もっとも気になるのは、皮膚などの見た目の老化だろう。まだ子どもが産めるギリギリのところなので、女性のほうがどうしても老化に敏感になる。そのためアンチ・エイジングの化粧品が売れ始めるのがこの年代だ。わかっていても、業者はその上をいくずる賢さを持っていることを自覚する必要がある。

社会の中で一定の地位を確保し、ステップアップやキャリアアップに一生懸命な女性、見かけだけではなく、仕事でも輝いているような女性は、アンチ・エイジング一辺倒にならないで済む確率が高い。

【対処法】

これまでの私の経験でいうと、この年代の人にウィズ・エイジングを推奨しても、あまり芳しい反応は得られない。それよりも、どうやってシワをとるかに熱心で、ウィズ・エイジングに共感を表わす人は少ない。ある程度見晴らしのきく峠までたどりつかないと、下り坂や、その後の人生といったものが見えてこないのは、やむをえないのかもしれない。

最終的には脳の問題だろう。アンチ・エイジングにうつつを抜かし、外側ばかりをいくら厚ぼったく化粧しても、表情や言葉に魅力がなければ、周囲の人たちから高い評価は得られないのではないか。

40代は、峠に出るまでは、まだまだ夢中で生きていい年代だ。楽な王道を行くのではなく、たくさん寄り道をして、いろいろなものを発見し、視野を広げ、それを無形の財産として自覚し、積み重ねていく、そういう時期だ。わき道に分け入っていかないと発見できないことも多いのだが、もう少し年をとると、体力的にも精神的にも、そのエネルギーがなくなってくる。そうなってから真剣にウィズ・エイジングと向き合っても、まだ間に合うだろう。

50代

【この年代の概観】

男性は、定年と、その後どうするかを考えなければならない年代だ。仕事をやめようと考える人と、いや、まだまだ続けようと思う人と分かれるだろうが、ほとんどの人はまだ十分働ける。ハッピーリタイアメントで、その後20年間何もしないのは、精神的には大変よくないことで、お奨めできない。

男性は、肉体的には男性ホルモンが減少し始める。いわゆる男性の更年期にあたり、動脈硬化が出てきたり、筋肉がやせてきたりする。そのため、考えるスピードがちょっと遅くなったり、性欲にも変調が来たりすることもあるだろう。こうした肉体的な変調に、退職という社会的な変化が加わり、退職前後にうつになる人が増えるといわれている。一気に老け込んでしまう人も、中にはいる。さまざまな生活習慣病も表面化してくる年代だ。また60前後ともなれば、ほとんどの人が老眼になり、眼鏡が必要になる。

男性で問題なのは、退職によって社会的に孤立してしまうことだ。仕事人間で趣味もなく、いつも夜遅く帰るので隣近所との付き合いもまったくない、そういう人が退職して団地に帰り、酒ばかり飲んでいる、などというのはかなり危険だ。即認知症になるとはいわないが、刺激がない状態が続けば、認知機能は落ちる。10年後は保証の限りではない。

認知症についていうと、アルツハイマー型はまだほとんど出ないが、前頭葉萎縮型の若年性認知症が50代でポツポツ出始める。

女性は、まさに閉経の時期にあたる。日本女性の平均は52歳で、大きな変調を覚悟しなければならない。まず、骨がもろくなる。この10年間が、一生で一番、骨の量が減る時期なのだ。急にもろくなると、ちょっと重いものを持ったり、尻餅をついたりすると、骨がつぶれることもある。女性は60歳になると、若いときより３㎝ぐらい背が低くなる。まず骨の量をしっかり測定して、少ない場合は予防策を講じなければならない。姿勢の健康は心の健康にも密接に関係している。

また、国民的にみて、女性の体重が一番多くなるのは50代後半から60代だ。体重が増えて、しかも骨がもろくなるのだから、当然折れやすくなる。

そのほかに閉経にあたって気をつけなければならないのは、血圧が急に高くなることと、動脈硬化が急増すること、この二つだ。さらに、ホルモンの関係で、女性は50代後半から60代前半まで、もっとも男性化するということは知っておいたほうがいい。

最近は働いている女性も多く、定年の問題は、男性と同じ。ただ、配偶者がいる人は、いと思う。

経済的な面ではあまり問題はないだろう。社会的な孤立の問題も、男性ほど深刻ではな

【対処法】

誤解する人がいるかもしれないので強調しておくが、ウィズ・エイジングは直訳すれば「老化に寄り添う」という意味だから、老化には逆らわず、加齢に伴う不具合はすべてあきらめて受け入れる、などとは、私は一言もいっていない。治せるものは治すべきだし、予防できるものはしっかり予防すべきだと考えている。

ただ、少なくともこの年代では、死から逆算して考えなければならないような加齢による変調はまれだ。たとえがんでも、この年代で早期に発見できれば、死から逆算する必要などない。大切なことは、どういう肉体的、精神的な変化が起こりうるかということを、あらかじめ知っておくことだ。

50代は、肉体的な老化を実感し始める年代だが、たとえば筋肉の減少を感じたら、なるべく多く歩いたり、運動したりすれば、減少を食い止めることができる。この年代は、まだその程度で十分カバーできるのだ。

男性ホルモンの減少も、十分な栄養を摂り、しっかり運動すれば防ぐことができる。極端な菜食に走ったりすると、コレステロールから男性ホルモンへの移行が少なくなる

ので、そういうことをしなければ大丈夫だ。これはアンチ・エイジングではなく、普通の健康法である。治療法としてなら男性ホルモン補充療法があるが、この年代でそこまで必要になる人は少ない。

次に、退職者の社会的な孤立は、なかなかむずかしい問題である。いきなり市のコミュニティーセンターへ行けといっても、行ってくれる人はまだいいのだが、自分の知的レベルと合わないなどといって、行きたがらない人が多い。昔の会社の同僚と飲んですごく元気が出たという人もいるが、そんな機会がそうそうあるとも思えない。奥さんが相手をしてくれる人はまだ救われるが、奥さんは奥さんでほかに忙しいとなると、大変悲惨なことになる。こういうケースは決して特殊ではない。

趣味があれば、サークルを紹介することはできる。遊ぶ相手がいれば、ほとんど問題はない。趣味は趣味でも、パチンコとか釣りなど、一人でやるものは、やらないよりはいいという程度の効果しかない。引きこもりの人の趣味でもっとも多いのがパチンコと釣りなのだ。

そういう意味では、いまの若い人たちのコンピューターゲームなどは危険だ。4人集まっているのだから、実際のマージャンをやればいいのにと思うのだが、一人一人がコンピューターでマージャンゲームをしている。私たちの感覚からすれば、異様な世界としかいいようがない。

認知症については、肉体の病気と違って、判断力などは短時間でどんどん悪くなる。アルツハイマー以外の認知症については、これといって有効な手立てがないので、生活のアドバイスというより、どういう病院がいいかなどの医療の話になってしまう。

また、うつ病についても、元気が出ないとか、眠れないなど、疑わしい症状があったら、早く病院に行くべきだ。うつ病は脳の中の変調で、いまは治らない病気ではない。一時的に薬が必要でも、若い人の大うつ病などに比べ、初老期のうつ病は、ずっと薬を飲み続けなければならない人は多くはない。ただ、最初から精神科に行くと、薬をたくさん出されてしまう。心療内科、あるいは内科でも相談に乗ってくれるところがあるので、そういうところをまず受診してみるのがいいと思う。

女性の骨量の減少については、増やす薬が開発されている。閉経後、つまり女性ホルモンの減少による骨量の減少については、女性ホルモン補充療法、ないしは女性ホルモンと同じような働きをする薬がある。女性ホルモン補充療法は骨量を増やすだけではなく、中年太りを予防したり、お肌を若々しくする効果もあるので、アメリカではよく使われるが、血栓ができやすくなったり、乳がんのリスクを高めるというマイナス面もある。総合的に考えると女性ホルモンそのものよりも、女性ホルモン様の効果がある薬のほうが、この年代では一般的だ。

また骨粗しょう症の薬でビスホスホネートという薬があり、これも骨を増やす。とにかく骨量の減少については、しっかりとした対策をとらなければいけない。

閉経期は精神的にも非常に不安定になる。しかし、それを乗り切れば、女性の50代というのは元気な年代といえる。

――60代――

【この年代の概観】

この年代は、地域に適応している人と、適応していない人では大きな差が出る。団地の自治会活動などコミュニティーの仕事を熱心に行い、会社にいたときよりずっと元気な人がいる一方で、うまくチェンジできず、家でゴロゴロして朝から酒を飲んでいるような人は、60代後半にうつ病や認知症になりやすい。本来サラリーマンは、会社をやめると、ストレスと宴会から解放されて元気になるものだ。退職すると運動量が4倍に増え、運動時間も2倍になるというデータもある。高血圧や糖尿病だった人が、会社をやめて薬がいらなくなったケースを私はたくさん知っている。

肉体的にはまだまだお年寄りとはいえないのだが、膝関節が悪くなることと糖尿病、この二つには注意する必要がある。

女性については、体重がピークに達するので、高血圧、糖尿病がぐっと増える。また骨粗しょう症も増えるので、早めに骨検診を受けたほうがいいだろう。ただ、閉経という大きな変調を完全に克服しているので、年代としては安定している。

女性の問題というわけではないが、この時期に特徴的なことは、親の介護で苦労をしている人が多いということだ。親の症状の変化に日々接しているためか、老化とか健康、ひいては人間というものについて悩んでいる人が多いと感じる。ウィズ・エイジングという考え方が一番よく沁み込んでいくのはこの年代で、こちらが何もいわないのに「先生、読みましたよ」などと話しかけてくることがある。

【対処法】

定年後、生活をうまくチェンジできなかった人については、いまからでも遅くないので、チェンジしてくださいというほかない。酒に強い人ほどアルコール中毒になりやすいので、規則的な生活をすることが大切だ。

膝関節については、男性に多いのが変形性膝関節症だ。ただ、軟骨の医学はもっとも遅れている分野で、骨は増やすことができるが、軟骨はまだ増やすことができない。そのため対症療法ぐらいしか方法がない。

まず軟骨がどれぐらい磨り減っているかをよく検査すること。痛みは初期のうちにとったほうがいいので、湿布や、場合によっては鎮痛剤をのむこと。また、活動するときはサポーターやテーピングをしっかりして、痛みがない状態にして活動するのが基本だ。ヒアルロン酸は、のむよりも直接注入するほうが、効果が期待できる。

運動すると炎症が起きて、膝に水が溜まる場合もある。放置すると痛みが増したり、動けなくなったりするので、水は抜いたほうがいい。ステロイドを注入すると劇的によくなるのだが、あまり頻繁に使うのはよくないという意見もあるので、本当に必要なときだけ使うようにしたらいいと思う。もし太りすぎの場合は、体重を減らして、膝への負担を軽くすることも大切だ。

膝にやさしい運動としては、水中ウォーキングや水泳をお奨めする。膝の痛みで出不精になり、社会交流が妨げられると、心身に与える影響は小さくない。

一方、糖尿病はもっとも老化を促進する病気で、これも社会参加を低下させる要因になっている。面白いことに、一人暮らしを長く続けている女性には、糖尿病が少ない。だからといって、糖尿病になりたくない女性は一人暮らしをしなさい、といっているわけではない。糖尿病になると、とても一人暮らしなど続けられないので、一人暮らしの女性に糖尿病が少ないということなのである。

最近の調査では、この年代の糖尿病は目にもくるし、もの忘れも進行させることがわかっている。ほかにも脳梗塞、狭心症、心筋梗塞になりやすくなるし、感染症にもかかりやすくなる。糖尿病が神経にくるとトイレが近くなったり、もらしたりもするようになる。がんも2倍に増える。とにかくありとあらゆる場所に出てくる可能性があるのだ。

本来ならもっと前に、無症状のときにしっかり治しておかなければならなかったのだが、60代で糖尿病といわれたら、待ったなしの真剣勝負で取り組まなければならない。

がんはこの年代あたりから大きな問題になるが、検診をしっかり受けることが大切だ。

――70代――

【この年代の概観】

平均寿命からいえば、男性は最後の10年ということになる。ただ、統計上の平均寿命というのは0歳児の平均余命のことなので、70歳の平均余命から計算すると、現在70歳の人は平均で85歳ぐらいまで生きられることになる。そうはいうものの、さまざまな社会活動、コミュニティー活動からは引退する年代だろう。活発に活動してきた人ほど孤立感、疎外感を深め、うつ病も多くなってくる。本当にさびしがっている年代なのだ。

男性に特徴的な病気としては前立腺肥大が非常に多くなり、排尿困難を訴える人が増える。また、さすがにこの年代になると、男性にも骨粗しょう症が起きてくる。70歳を超えたら、男性も骨に注意する必要がある。

男女に共通する問題としては、やはりがんが第一だろう。それから記憶力の低下も男女共通の問題だ。認知症は60代、70代、80代、90代と進むにつれて、２倍、２倍という形で増えていく。65歳以上では６〜７％が認知症だが、85歳以上の４人に１人は認知症だ。

女性については、病気がちの人と元気な人と、二極化する傾向がある。体重が減り始める時期なので、もともとやせていた人は、骨ももろいし、足腰も弱くなり、虚弱感が出てくる。夫が相当弱ってくるので、老々介護の問題も出てくる。夫の面倒をみている女性は、体力的にもきつく、つらい時期となる。

【対処法】

前立腺肥大については、手術よりも薬物療法で治療するのが最近の傾向だ。

がんについては定期的に検査を受けること。全身の検査が一度にできるＰＥＴ－ＣＴも、昔は１回30万円ぐらいしたのだが、いまは10万円ぐらいになったので受けやすくなった。時間はそんなにかからない。ただし、胃と大腸はＰＥＴ－ＣＴでは見えにくいので、胃カメラと大腸内視鏡は、ＰＥＴとは別に受けたほうがいいといわれている。

老化によっていろいろなものが減ってくるが、骨と筋肉、これは体の自立という点で、最重要なものだ。最近話題になっているのがサルコペニア（加齢性の筋肉減少症）だ。筋肉量自体は、この年代になるといくらトレーニングをしてもそんなには増えない。しかし、筋力は90歳になっても増やすことができる。

ただ、トレーニングのやり方には注意が必要だ。60歳ぐらいまでは、やればやるだけ筋力はアップするのだが、70代になったら、1日おきに週3日、1回1時間ぐらいのペースに抑えたほうがいい。

老化で減るものの一つに水分がある。赤ちゃんは水分が80％あるが、80歳の女性の水分は55％しかない。したがって脱水症状になりやすい。また、水分が足りないと、血が濃くなって血栓を作りやすくなる。年齢とともにのどの渇きが弱くなるので、飲みたくなくても水を飲む生活習慣をつけることが大切だ。食事と食事の間にお茶を飲むといいのだ。水分は1日1〜1・5リットルは飲むようにしたい。

ただし、飲みすぎはよくない。最近は飲みすぎのほうが問題になっている。一つは、頻尿や尿失禁の原因になる。また、飲みすぎると腎臓がさぼって、かえってのどが渇く。

というのは、腎臓は体の中の水分を濃縮して尿を作り、水分調節をしている。つまり、体内の水分が足りないと判断したら、濃縮度を上げて、水分の流出を少なくするのだ。その濃縮力も、この年代になると若いときの6割程度まで落ちてくる。そこへ大量の水を飲むと、濃縮する必要がないので、腎臓は薄い尿をどんどん排出してしまい、のどが渇くのだ。

さらに体重も減る。80代以上になると、ほとんどの人が標準体重以下になる。つまり低栄養になるのだ。それを防ぐには、75歳ぐらいになったら意識してしっかり食べることだ。高齢者は、もうエネルギーは必要でないので、肉など動物性のものは避け、野菜を主にしたほうがいい、というのは正しくない。私はおいしいと感じるものを少しずつ、品数をたくさん食べてくださいと指導している。「ご馳走を食べてください」というと、お年寄りはとても喜ぶ。また、味覚がかなり落ちているから、味は少し濃いめぐらいがいい。塩分の摂りすぎが心配かもしれないが、半分の量しか食べられないのだとしたら、2倍濃くても大丈夫、という計算になる。

それから、食の問題で重要なのは歯だ。80歳で20本を残そうという運動がある。それにこしたことはないが、合わない入れ歯は我慢しないで調整すること。日頃から口の中を清潔にして、歯槽膿漏の予防や治療を心がけること。これを守ってもらいたい。

記憶力の低下には個人差がある。しかし70代ともなると、そろそろ全員が気をつけなければいけない。低下しているかどうかの判別法としては、去年と比べてどうか、が指標になる。少々忘れっぽくても、去年と変わらなければ、気にしないで元気にすごしてかまわない。昨日の夕食で何を食べたか思い出せるかどうか、孫の名前を全部いえるかどうか、なども判断材料になる。同じ話を毎日するようになったら危険信号だ。

では、どうすればいいか。運動はもの忘れにも有効だ。軽いもの忘れがきたとき、まったく運動をしない人と、2日に1回運動する人では、もの忘れになる確率が6倍も違うというデータがある。

私はよく「私は毎日散歩しています。これはもの忘れにもいいのでしょうか」と質問されるのだが、結論からいうと、ただ歩くだけでは、もの忘れに対する効果はあまり期待できない。ただ、散歩は糖尿病や高血圧には大変効果があるので、ぜひ続けていただきたい。

もの忘れ予防運動のお奨めはダンスだ。認知症になる確立は、ダンスをやっている人は、やってない人の4分の1に減る。子守も効果が高いところから考えると、相手があり、話しかけたりするのがいいのだろう。オセロやマージャンなどのテーブルゲームも認知症になる確率を3分の1ぐらい減らす。食べ物では野菜やお茶に含まれる成分で、認知症になる確率を半分ぐらいに減らすものがある。しかし、食べ物よりも、やはり話し相手がいるかどうかがもっとも重要だ。早い話、連れ合いがいるかどうかで、認知症になる確率はずいぶん違ってくるのだ。

記憶力が低下したといって落ち込む人がいるかもしれないが、長く生きてきて、いくつもの山を征服し、尾根歩きもし、たくさんのものを見て、いろいろな角度からものを考えることができる――、これは若い人にはないもので、もっと自信を持っていい。

若い人と機会あるごとに交流し、自分の考えをどんどん話してあげるようにするといい。「年寄りくさいことをいってもしょうがない」と思うのは、大きな間違いだ。若い人たちはマスメディアの影響を受けやすく、考え方もふらつきがちだ。だが、この年代の人たちは考え方に芯のようなものがあって、方向がぶれない。そんなところは若い人も頼りにしたいと思っているはずだ。

そのためには40代、50代の、現役世代のトップの人たちが、自分たちの先輩が若い人たちに話ができる機会を、もっと作るべきだ。経験した者にしかわからないものを、この年代の人たちはたくさん持っている。そのことを大切にすることはウィズ・エイジングの精神にもつながる。私は医学の世界が専門だが、類推するまでもなく、この年代の人たちの考えを尊重することは、どんな世界でも重要なことだと思う。国民の中で一番人口の多い団塊の世代が、あと10年もすると70代に入る。そのとき、この年代層の人たちが自信を持っているかどうかは、日本にとって非常に重要な意味がある。

老々介護の問題は、介護の大変さから、ある程度は解放してあげないと解決しない。夫が介護保険を使って、週に2〜3回デイサービスに出かけるようになり、ずいぶん楽になったという女性は少なくない。

余談だが、私が見るところ、積年の恨みを晴らされるタイプの男性と、大切に介護されるタイプの男性と、これも二極化するような気がする。私のところに10年以上通っている女性の患者で、夫の介護をしている方の場合、来るたびに夫のグチを聞かされる。いわく「夫はもの忘れがどんどんひどくなり、私のほうがうつ病になって死にそうです」と。ご主人のもの忘れは、むしろ少し改善しているのだが、疲れている彼女にはそう感じられるのだろう。私は「ご主人のもの忘れは、この年代では平均的ですよ」と励ますのだが、「先生はそうおっしゃるけど、そんなことはない」といって、また延々グチが始まるのだ。うつ病になって死にそうだという割には、声も大きく元気なので、「ま、夫婦ゲンカもコミュニケーションのうちですから、元気でやってください」といって送り出すのが常なのである。

逆に、男性で「女房が全然面倒をみてくれない」とグチをこぼしに来る人もいる。

前にも書いたが、やはり社会全体がもう少し豊かになり、休日は家の近くで安くスポーツを楽しめたり、地域の趣味のサークルに参加したりできるようにならないと、会社以外で友人を作ることなどできない。退職後の夫は悲惨なことになり、それが妻にも影響するという、この構図をなんとか変えなければいけないと思っている。

――80代以上――

【この年代の概観】

現在70歳の人は平均で85歳まで生きられる。そこで85歳以前の数年を老年前期、85歳以降の数年を老年後期、90歳以上を超高齢期と区分するのが妥当だろう。

老年前期の人は、病気はあるものの元気な人が多い。高齢者全体で寝たきりの人は13%しかいない。87%の人は元気なのだ。男性は病気をきっかけにガクッと萎える傾向があり、女性は急激にではなく、前期、後期に関係なく、少しずつ衰えていく。つまり、男性は病気をするまでは元気なのだ。女性は、前期の段階で筋・骨格系に関して、悪いところがあれば治療し、転倒予防などをしっかりやる必要がある。筋力アップのトレーニングは1日おきに1回30分程度に抑えること。

老年後期になると、平均寿命を超えるわけだから、死から逆算してあと何年生きるかを考え始める時期だ。男性は認知症が急増する。早期に見つけて、1年でも2年でも、本格的な認知症になるのを遅らせなければならない。

超高齢者は、前期、後期を生き延びた人たちだから、特に100歳以上はエリートと呼んでいい。この年代の男女を比較してみると、女性は、認知症ではあるけれども命は大丈夫という人が多く、男性は頭も体もしっかりしている人が多い。調べたわけではないが、100歳前後でまだ社会的に活躍している人は、男性のほうが多いのではないだろうか。有名なところでは「ぞうさん」の詩人まど・みちおさん、テレビにもよく出演する聖路加国際病院理事長の日野原重明さん、映画監督の新藤兼人さん、俳人の金子兜太さんなどが、すぐ思い浮かぶ。これは多分、社会的な進出をしている女性がそもそも少なかったということで、これからは超高齢で活躍する女性がどんどん出てくるのではないかと思う。もちろん、超高齢者の人口そのものは、圧倒的に女性が多いことはいうまでもない。

【対処法】

80歳以上の方が、いま何をどう考えているかを知ることは、なかなかむずかしい。記憶力が衰えている人、寝たきりの人、終末期の人が、いま何を必要とし、どうしてもらいたいと思っているのか、それがはっきり伝わってくるようなメッセージが、非常に少ない。こちらでいろいろ推測してみても、６割は合っていても、４割は未知の領域にあるのではないか。その未知の領域にまで配慮した医療や福祉ができる国が、本当に豊かな国といえるのではないだろうか。だから、メッセージがほしいのだ。高齢者の生の声をきちんと取材し、正確に伝えてくれるようなメッセージが、非常に不足していると思う。

ジョン・キャンベルという、医療や介護をはじめとする日本の社会保障の政策決定のあり方を、長年研究してきたミシガン大学の名誉教授がいる。彼のお母さんが亡くなったとき、メモが残されていたのだ。それを読んで彼は非常に感心したというのだが、そこにはこう書いてあった。

Ｗで始まる言葉は不愉快ね。
Walking　ウォーキング（散歩）
Waiting　待つこと（待ちくたびれる）
Wanting　欲しがること（物欲しそうにする）
Wishing　願うこと（はかない願い）

Wで始まる言葉、私はきらいだわ。
Dで始まる言葉はとても好き。
Drinking　お酒を飲むこと
Dancing　踊ること
Driving　運転をすること
Drawing　絵を描くこと
Dは好き。

私はこれを読んで、非常に皮肉がきいていると思った。お母さんが意図して書いたかどうかはわからないが、実は「老化をあらわす5つのD」というのがあるのだ。Dementia（認知症）、Dysuria（排尿障害）、Depression（うつ病）、Dysfunction of vision & hearing（視聴覚障害）、Decrease in ADL（日常生活動作の減少）……つまりDがつく言葉は、老年医学ではあまり歓迎される言葉ではない。

キャンベルさんはこれを読んで、80歳の女性も14歳の少女も、精神構造はそんなに変わらないと書いている。高齢者は少女とはまるで違う人間だと思って接するのではなく、少女と変わらないと思って接するほうがいいと。

たしかに楽しみや悲しみに対する感性は、変わらない部分があると私も思う。けれども、経験を積み重ねてきて、少女とは明らかに違う面も当然あり、それはこちらが気づいてあげないといけない。たとえば「Waiting　待つこと（待ちくたびれる）」などは示唆的だ。お年寄りはヒマなので、待つことには慣れているから平気だろうと考えがちだが、実際は、残されている時間はそんなに長くはない。だから、待ちくたびれる状況というのは、相当に応えるのではないだろうか。

お年寄りに対する接し方について、私が常々天才だと思っているのは、毒蝮三太夫さんである。お年寄りを元気にすることでは、日本では彼の右に出る人はいないだろう。開業して老年科の医者になったら、名医になること間違いなしと思っている。

毒蝮さんは、お年寄りに向かって「クソばばあ、まだ生きてやがったか」などといいたい放題いうわけだが、根底に親愛の感情があるから、まったく嫌味にならない。人間愛に満ち満ちている。だから、言葉ではないのだ。認知症は最初はボケ、そして痴呆になり、いまは認知症と呼ばれているが、言葉などいくら変えても関係ないのだ。

相手を人間として認めて、１対１の対等な人間関係を持とうとして出てくる言葉が大切なのだと思う。毒蝮さんにこそ、ウィズ・エイジングの真髄があるのではないかと、私は常々思っている。

その2　ウィズ・エイジング的日常生活

美容について

ウィズ・エイジングの美容についての基本的な考え方は、その人が元気になれるかどうかということだ。化粧をすることで、その人がアクティブになって、プラスの効果があるのであれば、なんら化粧を否定するものではない。

最近は薄くなった頭頂部に、自分の頭の側面の髪を植毛して、頭頂部を黒々とすることもできる。お金はかなりかかるが、ハゲ頭であることで消極的になっている人が、ハゲを解消することで元気になれるというのであれば、治療を受ければいいのである。さして気にならないという人は、そのままでいい。それだけの話だ。

女性はシワやシミを気にして美容に励む人が多い。そのこと自体に文句をつけようとは思わないが、考えてもらいたいのは、アンバランスになったときのことだ。ある程度の年齢になれば、脂肪が減り、皮膚の形状も変わってくる。顔のシワはなんとかごまかせても、喉仏のあたりのタルミはなかなかとりにくい。あるいは手のシワは隠しにくい。顔だけパンパンに張っていても、首や手がシワだらけというのでは、美容的にもおかしいだろう。外見にとらわれ、あまり極端に走るのは、むしろ幼稚に見える。年齢とのバランスを考え、中身の成熟をさりげなく表わすほうが美しい、そう感じるのは私だけではないと思う。

もう一つアドバイスしたいのは、５年後、10年後のことを考えるということだ。いまがよければそれでいいとばかりに、後先考えずに暴走するのは、追いつかなくなったときの落差が大きい。芸能界など、どうしても若くなければならない業界もあるだろうが、一般の人までが芸能界の真似をする必要はないし、そのように煽る宣伝にも問題があると思っている。

ダイエットについて

最近、コレステロールが話題になっている。というのは動脈硬化学会と脂質栄養学会が、一見すると矛盾するような指針を発表したからだ。

動脈硬化学会は、心筋梗塞を防ぐためにはコレステロールの値がある一定以上になったら下げる必要があるとして、その基準を示した。これは世界的な科学論文に基づいている。

一方、脂質栄養学会は長寿という観点に立ち、コレステロールの最適値は従来考えられているより高いと発表したのだ。つまりコレステロールが高い人より低い人のほうが早く死ぬというのだ。

これは単純にどちらかが正しくて、どちらかが間違っているという問題ではない。動脈硬化学会が問題にしているのは心臓とコレステロールの関係であり、脂質栄養学会は寿命とコレステロールの関係を問題にしている。これは微妙に異なる。

また、対象にしている年齢層も違うだろう。動脈硬化学会のほうは、生活習慣病を防がないと社会的な影響がより大きい中年を想定している。それに対して脂質栄養学会は、コレステロールの値が自然に下がってくる高齢層を念頭においている。つまり、コレステロールはある年齢になると、病気の危険因子であるよりも栄養の指標としての意味が大きくなるのだ。

これらを混同して議論してはいけない。ただし、だれだって長生きはしたいし、心筋梗塞にもなりたくはないわけで、ではコレステロールをどうすればいいのか、一般の人にはわかりにくい。どの年代には、どのぐらいのコレステロール値がいいのか、それをもっとわかりやすく示す必要があり、私を含め専門家は、早急にこの問題に取り組まなければならないと思っている。その結論によっては、ダイエットの是非や、やり方も変わってくる可能性がある。

食事について

はっきりしたデータは出ていないが、偏食の人が増えているという実感を持っている。原因として考えられるのは、ファストフードなど決まりきった食事をする人が増えていることが、まず挙げられる。もう一つは、土壌の変化、劣化のために、野菜に含まれる栄養素の量が減っていることだ。昔と同じ栄養素を摂ろうと思ったら、かなりの量を食べなければならない。そうしないと欠乏症になる。

たとえばビタミンDが足りなくなれば筋肉が弱ったり、骨がもろくなる。ビタミンCが不足すれば感染しやすくなるし、ビタミンAが不足すれば目が見えにくくなる。そうならないためには食事を改め、野菜を大量に食べるか、あるいはサプリメントに頼るしかない。アメリカは、野菜もあまり食べずにピザばかり食べていて、栄養はスーパーで買うサプリメント頼みという人が多いのだが、どうやら日本もそういう道を歩み始めているように見える。それでいいのだろうか。

日本で作られる農産物は、本来、栄養豊富で安心して食べられるものばかりだった。サプリメントなど不要だったのだ。ところがいま、日本の農業は苦境に立たされている。サプリメントを最小にするという観点から、日本の農業を見直してみることも必要ではないかと思っている。

赤ワインを飲むと長生きするだとか、こういう食品がもの忘れにいいなどとマスコミが喧伝すると、その食べ物がスーパーで品切れになるほど売れる。こういう状況を、日々の食料にも事欠く途上国の人はどう思うだろう。この背景には、健康神話と過剰な健康志向があると思う。悪い冗談だが、私はそういう人に「あなたは健康のためなら死んでもいいの?」と聞いてみたい。

食べ物は薬ではない。たとえば骨にいい食べ物といっても、人間は骨だけでできているわけではない。血管もあれば臓器もある。すべてにいい食事とは、満遍なく栄養を摂れる食事、すなわちたくさんの種類の食べ物を食べるということ以外にはないのだ。

趣味について

趣味がなかったら、定年後は何をして過すのだろう。私には想像できない。趣味は仕事と読書という人がときどきいるが、仕事がなくなり、目も衰えてきたら、いったいどうするのだろうと心配になる。

仕事は苦役であり、その反動で趣味に入れ込み、朝から晩まで趣味に没頭できる定年後を、心待ちしている人もいるだろう。いわゆるハッピーリタイアメントである。しかし、日本でハッピーリタイアメントを実現している人は非常に少ないと思う。外国ではどうなのだろうと思い、先日、カナダの人に「カナダではハッピーリタイアメントした人が多いのですか」と聞いてみた。すると「とんでもない」という返事だった。彼いわく、「自分の仕事の分野で、社会からなんの刺激も得られない、ただ趣味と無駄話だけの毎日なんて考えられない。そんなのアンハッピーだ」といっていた。カナダでは定年制度自体が少ないので、当然かもしれない。

日本には昔、隠居というしきたりがあった。しかし、隠居を現代に蘇らせるのはむずかしいだろう。なぜなら、昔は短命だったから、隠居期間はそんなに長くはなかったはずだ。何十年も隠居されたら、それを社会が養うことなどできない。まして人口構成が、いまは逆三角形になっているのだ。昔は若い人がどんどん増え続けていたから、隠居して仕事を譲らないと、若い人の職がなかったのだ。

私自身は、体力が続くかぎり仕事も趣味もがんばろうと思っているが、むしろ、定年制そのものが必要かどうか、議論すべきだと思っている。60歳でみんなリタイアしてしまったら、それだけ労働力は減少する。その人たちが無能だというならともかく、まだ働ける人がほとんどなのだ。たとえば55歳で賃金は頭打ちにし、そのかわり体力的にきつい労働、医者の場合でいえば夜勤や当直を免除するなどの工夫をして、定年をなくすべきではないかと考えている。

性について

まず男性について。もともと日本人は、欧米人に比べて、セックスの回数はかなり少ないといわれている。ただ、加齢とともに性欲は衰え、いわゆる〝枯れた〟状態になるというのは間違いだ。肉を食べなくなったり運動不足などのために、性的な機能が衰えることはあるが、高齢者になっても欲求そのものはある。食事の改善や運動などで機能を回復することは可能だ。

問題は病的な場合だ。最近テレビなどで取り上げられ注目されているのが「ＬＯＨ症候群」、いわゆる男性の更年期障害だ。これは55歳ぐらいから男性ホルモン（テストステロン）が急激に減少するもので、加齢やストレスが原因とされる。ＬＯＨになれば、うつになったり筋力が低下したり、さまざまな症状が出るが、勃起不全（ＥＤ）もその一つ。男性ホルモンレベルを検査し、その数値次第では治療したほうがいい場合もある。治療は男性ホルモンを注射で補充する方法だが、前立腺がんが増えるという副作用があるので、注意深く行わなければならない。

勃起することが自信につながり、元気になれるということであれば、男性ホルモンを補充するのも方法だとは思うが、性欲と恥ずかしさに引き裂かれた若いときに比べ、女性にも自然に接することができるようになったことをプラスの成熟ととらえ、性が精神的なものに変化する時期があってもいいのではないだろうか。70歳の男性が35歳年下の女性と結婚し、治療しながら結婚生活を続けている例を知っているが、それはそれで苦労なのではないかと、私などは思ってしまうのである。

女性については、50歳前後に女性ホルモンが大幅に減少し、男性ホルモンのほうが多くなる。妊娠の恐怖からも解放されるため、閉経後のほうが性欲が強くなる人もいるし、女性ホルモンの減少から反対に性欲が減退する人も多く、一概にはいえない。性欲を感じなくなった人のために女性ホルモンを補充する治療法はあるが、これも血栓ができやすくなるので注意が必要だ。

個人差が大きい問題だし、趣味、嗜好の問題でもあるので、60代のセックスはこうあるべき、70代はこうあるべき、とはいえない。また、パートナーの考え方や肉体的な状況も十分考慮しなければならない。

欲求がある以上、いくつになってもそれを満たしたいという気持ちはわかるが、食事と運動という自然な方法で回復できるもの以外の、無理な治療法は、あまりお奨めできない。性の欲求と上手につきあう知恵を働かせるべきではないかと思う。

第5章　ウィズ・エイジングで開く未来

・ｉＰＳ細胞による治療の可能性が、ノーベル賞がらみで話題になったが、臓器移植の問題、不妊治療や延命治療、西洋医学と漢方薬の問題など、きわめて今日的な問題を、ウィズ・エイジングを提唱する者として、どう考えるのかを書いてみたい。そこからウィズ・エイジング的な社会のイメージをつくってもらえたらと思う。

臓器移植は長寿のためでなく、治療としての研究を

臓器移植とは自分以外の完成した臓器を移植することだが、それは移植される体にとっては異物なので、免疫によって必ず攻撃される。これがいわゆる拒絶反応である。この攻撃をどう抑えるかが臓器移植の成否の鍵になる。したがって移植された人は、死ぬまで免疫抑制剤をのまなければならない。しかし、免疫反応は本来体にとって必要な反応で、それを抑え続けることは、体にはよくないことである。感染しやすくなったり、がんになりやすくなったりする。

臓器移植における免疫の問題を解消するためには、他人の臓器ではなく、自分の臓器を再生し、移植するのが理想だ。そこで、たとえば自分の皮膚の細胞から臓器を作ったりできれば、それがベストということになる。

植物は組織の切片があれば、それを培養して元の形に再生できる。たとえば5㎜ぐらいのニンジンの切れ端があれば、元のニンジンを作ることは可能だ。しかし動物、特に高等動物ではそうはいかない。

ヒトはたった一つの受精卵が増殖、分化して全体ができ上がるが、すべての組織に分化できる能力（全能性）は、受精卵にしかない。そこで次に考えられたのが、全能性を持つ受精卵から特定の組織、器官になれる能力を持った細胞を作り出すことである。その代表がES細胞（胚性幹細胞）だ。ES細胞は、理論的には体を構成するすべての組織に分化し得る能力を持っている。だが実際には、それを培養しても秩序だった組織にはならず、単なる細胞の塊ができるだけだ。しかし、今後の研究次第では、特定の組織に誘導分化させる可能性がある。それが成功すれば、事故などで失われた部位を、自分のES細胞で再生し、拒絶反応のない、自分の組織として移植できる。

ただ、ES細胞は受精卵からしか得られない。採取するには危険が伴うし、生命の萌芽である受精卵を破壊することに対しては、倫理的な問題が指摘され、ES細胞の作製を禁止している国もある。日本では、不妊治療の際、使われずに廃棄されることが決まった受精卵だけに限って、使用が認められている。

こうした背景から生まれたのがiPS細胞だ。iPS細胞は受精卵やES細胞を使わずに、ＥＳ細胞と同じ、どんな組織にもなれる能力を身につけた細胞といえる。したがって倫理的な問題はクリアーしている。ただ大きな問題が残っている。一定の大きさになるのに時間がかかりすぎるのだ。

ｉＰＳ細胞から、たとえば心臓を作ろうとしても、適切な大きさになるまでに、もし当人の一生分の時間がかかってしまっては、なんの意味もない。そこで細胞分裂の速度を速め、増殖のスピードアップを図らなければならないが、問題になるのががんだ。細胞分裂の速度が速まれば、それだけがんの発生の確率が高くなり、いったん発生すれば、そのがん細胞の分裂する速度は、まわりの細胞よりはるかに速いのだから、いっぺんにがん化することになる。培養した組織に1個でもがん細胞があれば、それは使えないということになるのだ。

ｉＰＳ細胞や臓器移植の研究は、今後も続くだろうし、続けられるべきだと私も思う。しかし、それは寿命を延ばすためではない。若くして、ある臓器だけが不具合になるとか、交通事故で脊椎を損傷したなど、特別のケースがあり、そのための研究は必要である。しかし、長生きのための臓器移植の研究などはいらない。

先日、日本の子どもの身長の伸びが止まったというニュースがあった。一方で、子どもの食生活が偏っているという調査結果も報道された。たんぱく質が足りないのだそうだ。私はこういう子どもの未来は相当に厳しいと思うが、少なくても日本人の平均寿命が下がることは、まず間違いないだろう。日本が戦後、健康寿命が世界一になったのは、臓器がバランスよく成長し、バランスよく老いる生活パターンが、それほど無理なく実現できたからだ。まずやらなければならないのは、ジャンクフードばかり食べている子ども、サプリメント頼みの大人、そういう生活を変えることである。臓器移植で臓器を全部取り替えて２００歳まで生きる、そんな時代など絶対に来ないと予言しておく。

脳死について

私は脳死を人の死と認めてもいいのではないかと考えている。そうでなければ、治療としての臓器移植もできない。

脳死という概念は、もともと人工呼吸器の発達によって生まれた概念だ。脳死と植物状態を混同している人が多いので、少し説明しよう。

脳は三つの部分からできている。考えたり、見たり聞いたりするのを司る大脳、体の平衡感覚を司る小脳、生きていく上でもっとも大切な呼吸、心臓運動、嚥下などを司る脳幹、この三つである。脳死は、この三つがすべて死んでいる状態だ。そのまま放置すれば、間もなく心臓も止まるのだが、人工呼吸器が発達したために、心臓を動かすことができるようになったのである。そのため脳死状態の人は、見た目には眠っているように見えるし、体も温かい。しかし、自発呼吸はないから、人工呼吸器を外せばすぐ心停止にいたるし、人工呼吸器をつけていても、そう長くは生きられない。10日程度だろうといわれている。

これに対して植物状態とは、大脳、小脳は死んでいるが、脳幹は生きている。意識はないが、自発呼吸はある。元に戻ることも、可能性としてはありえる。

日本の法律は、脳死を人の死と認めていない。脳死判定は臓器移植の場合に限って行なわれるが、それ以外で脳死判定をすることはない。

死体移植といって、腎臓や角膜など一部の臓器は、死後取り出したものも利用できる。しかし、それ以外の臓器は、新鮮なものしか使えない。そのために脳死判定が必要になるのだ。

最近、本人の同意が確認できなくても、家族が同意すれば臓器移植が可能になった。ドナー（臓器提供者）が少しでも増えることを願っている私としては、それも仕方がないことだと思っている。死んでお役に立てるなら、ということもあっていい。

不妊治療はどこまで許されるか

不妊治療は非常に幅広いので、どこまでが許されて、どこからが許されないかという判断はむずかしい。具体的にいえば、婦人科領域になにか不具合があり妊娠できないといった場合、それが治療可能であるなら治療をする、これは問題ないだろう。また、男性の精子の数が少ないといったケースで、体外受精して胎内に戻すといった方法も、許される範囲だと思う。では、他人の精子を借りる、場合によっては卵子も借りる、さらには出産も他人のお腹を借りるということになると、私は疑問符をつけたくなる。

アメリカでは経済的に余裕のある人が、人種や国籍を越えて、たくさん養子を迎えるというケースが、それほど珍しいことではない。日本でも昔、7人、8人兄弟は当たり前で、その家が貧しいと、親戚に養子に出すというケースがよく見られた。いまは少子化で、そういうケースはまれだろうが、経済的な理由や幼くして産んでしまったなど、育児困難者はたくさんいるはずだ。精子も卵子も母胎も、みんな借り物で、はたして自分の子どもとしての愛情が持てるのかどうかわからないが、そこまでするのなら、育てる人のいない子どもを引き取ることはできないのだろうか。

人工授精のあるものには、精子バンクに登録された優秀な遺伝子を持つ精子を買って、優秀な科学者を育てる、美貌の女の子を育てる、といった一種の遺伝子操作の危険な兆候を、私は感じる。それは人種さえも異なる貧しい子と養子縁組をして、育てていこうとする考え方の、対極にある選択だと思う。

延命治療をどこでストップするか

１９９４年、イギリスで行われたアンケート調査に「患者から見た老人医療サービスの優先順位」というのがある。患者は老人医療に何を望んでいるか、それに優先順位をつけたのだ。そして同じアンケートを

患者と医師の考える老人医療サービスの優先順位の違い

順位	患　者	老年科医
1位	障害の軽減	QOLの改善
2位	QOLの改善	障害の軽減
3位	介護者の負担軽減	有効な薬物療法
4位	精神状態の改善	利用者の満足
5位	高い活動水準	問題の解決
6位	有効な薬物療法	精神状態の改善
7位	施設ケアの回避	介護者の負担軽減
8位	問題の解決	資源の効率的利用
9位	利用者の満足	社会生活の改善
10位	質の高い終末期ケア	施設ケアの回避
11位	資源の効率的利用	死亡率の減少
12位	死亡率の減少	高い活動水準

老年科医に対しても行い、それを比較したのである。参考までに引用してみよう。

「障害の軽減」「ＱＯＬの改善」を、患者、医師双方が望んでいることは妥当だが、目を引くのは、患者は「介護者の負担軽減」の優先順位が高く、医師側はそれほどでもないということと、「有効な薬物療法」の優先順位は、医師の側が高いということだ。さらにいえば、「死亡率の減少」は、どちらの優先順位も低い。

つい最近、日本でも、石川県の住民を対象に同種のアンケート調査が行われ、同じような結果が出たのだが、注目すべきは、延命治療については住民も専門医も優先順位は最下位だったということだ。医療の力で命だけ長くしてもらっては困る、寝たきりで天井を見たまま2年も3年も暮らすのはいやだということだろう。だから関心は、「延命治療をするかどうか」から、「延命してどういう生活ができるか」に移っているのだ。医療側は障害がなくなるような医療をめざし、医療を受ける側も、若いときから延命治療を回避できるようなエイジングに取り組まなければならない、ということだろう。

しかし、延命治療を望まないとわかっても、現実的に自分の親が目の前で苦しんでいるとき、治療はもう結構ですといえるだろうか。その場合、患者がいまどの段階にいるかを判断しなければならないが、そのめやすとなるのが、口から食事がとれるかどうかということだ。食事ができるようであれば、治療は続行する。食事がとれないときの選択肢は二つだ。

一つは、一定期間静脈点滴による栄養補給を行い、あとはローソクの炎が消えるように亡くなるのを見守る。もう一つは、胃ろうといって、内視鏡を使って体外から患者の胃につながる穴をあけ、管を通して直接胃に栄養物を流し込む方法だ。胃ろうを造っても、起き上がれるほど回復するのはむずかしいが、１年あるいは２年ぐらいの延命は期待できる。

胃ろうを造設する手術はリスクが少なく手軽にできるため、わが国では大いに普及し、20万件を超えた時点で、このままではアメリカに次ぐ胃ろう大国になると問題になった。それが現在では、アメリカを追い抜き、40〜50万人が胃ろうで延命しているといわれる。

親が苦しんでいるとき、医師に「どうしますか」と聞かれれば、たいがいの家族は「助けてください」というだろう。その気持ちにうそはないとは思うが、実際には、胃ろうを造り、症状が落ち着いてくると、家族の足は親から遠のく。親は筋力が次第に弱くなり、体も固くなって、訪れる人もないまま、天井を見つめるだけの毎日になる。これが延命治療の先に待っている生活なのだ。

現在の医療体制もまた、延命治療を回避しずらいようにできている。胃ろうを造るとどうなるか、予想されるストーリーを最後の最後まできちんと説明すれば、それだけで胃ろうをかなり減らすことができるといわれている。しかし、胃ろうを造らないことになると、目の前の苦しんでいる患者を、病院が引き受けなければならない。そのままでは2、3カ月入院することになるので、病院は赤字だ。急性期の病院は2週間で退院させないと赤字になる仕組みになっている。そこで逆に病院が、胃ろうを造るように説得し、患者を急性期から慢性期に移行させ、要するに体よく追い出しにかかるのである。そのとき、「わかりました。何もしなくて結構です」といって、患者を家につれて帰れる家族がどれだけいるだろう。つれて帰っても、現在の在宅医療の現状では、こまめに往診してくれる医師は非常に少ないのだ。

さらにいえば、医師には「ヒポクラテスの誓い」といって、患者を助けなければならない義務がある。ヒポクラテスは紀元前4世紀の人で、「医学の父」と呼ばれている。彼がギリシャ神に、自分はこのような考えで治療に当たるということを誓った宣誓文が残っている。現代には必ずしもあてはまらない文言もあるが、医学倫理の根幹を成すものとして、医学部に入れば必ず習うものだ。このヒポクラテス的な観点、つまり患者を助ける、長生きさせるという観点だけからいえば、自力で食べられなくなった人には、胃ろうを造るほかない。介助して口から食べさせるのは、労力の点でとてもできない。胃ろうは、口から食べさせるより介護がはるかに楽なのだ。胃ろうを造っていない患者は引き受けないという慢性期の病院や施設も少なくなかったのだ。ところが、ここにきて、異変が起こっている。実は、胃ろうも長期間になると吐いたりすることが多くなり、処置に手がかかるようになる。そのため、たとえば１００人収容できる施設なら、胃ろうは10人までというふうに制限するところが多くなり、胃ろうの人の引き取り場所がなくなってきたのだ。これはこれで大問題である。

いずれにしても、このままいけば日本は胃ろう収容所列島になってしまう。おそらく3年後には大問題になるだろう。それを防ぐには、胃ろうを造れば、一定期間の延命になることがわかっていても、それでも胃ろうを造らないようにすることしかない。医師が胃ろうという療法を導入しなくても罪に問われないように、法的な整備をする必要がある。また、すでに胃ろうを造設してあっても、そこから引き返すこと、つまり口からの食事に戻すことを認めることだ。たとえそれが残念な結果になったとしても、それを受け入れるというコンセンサスをつくらなければならない。さらに、胃ろう造設手術は現在、保険適用になっているため、患者負担は数千円に過ぎないが、それをやめることも検討すべきだと思う。

このように、延命治療の是非の問題で問われているのは、日本人の死生観なのだ。

ちなみに欧米では、認知症が進行し、自分では食べられなくなった患者に胃ろうを作るかといえば、まず作らない。作るのは非常に例外的だ。そのまま自然に任せるというのがコンセンサスになっている。この背景には、欧米では日本にくらべ脳死が受け入れられているということがある。判断力を失うほど進行した認知症は、脳死に近いという考え方なのだ。だからそのままで推移を見守ることになる。

これに対し日本では、判断力はなくなっても感情は生きていると考える。その点では赤ん坊と同じなのだ。赤ん坊が病気になったとき、そのまま放置するかといったら、そんなことはないわけで、手立てをつくす。認知症の高齢者にも手立てをつくすのが当然という考え方なのだ。私もそう思う。進行した認知症と脳死は違う。ニコッと笑ったりするから、家族にしてみればコミュニケーションがとれていると思いたい。それを否定する必要はまったくないのだ。赤ん坊に対するのと同じように手立てをつくすべきだろう。場合によっては胃ろうを造ることもあり得る。だから私は、どんな場合も胃ろうはいけないといっているわけではないのだ。

孤独死と無縁死

孤独死の定義はむずかしい。そのためデータもほとんどない。「自殺や事故死、死因がはっきりしないケースのうち、自宅で死亡した一人暮らしの人」を対象に、東京都監察医務院が東京23区を調査した数字が新聞に出ていた。それによると１９８７年は男性７８８人、女性３３５人。それが２００６年には男性２３６２人、女性１０３３人に増えている。毎日約10人が孤独死している計算だ。男性が女性の2倍以上であることは、87年も06年も変わらないが、男女では発生年代に差がある。女性は65歳を過ぎてから増え始め、80代前半がピークであるのに対して、男性は50代前半から急増し、70代前半がピークになる。また、男性は完全失業率や生活保護率が高い区で起きやすいが、女性にはそういう傾向は見られなかったという。

人間は、最後は一人になる。夫婦でも、同時心中でもしないかぎり、どちらかが残されることになる。一人になるのがいやなら、グループホームのような集団に入るか、子どもがいる人なら、子どもに引き取られるか、それしかない。しかし、食事はみんなと一緒にとりたいが、あとは一人がいいという高齢者は多い。それを無理に引き取ろうとするのは、決してプラスとはいえない。慣れた自分の家で、一人で元気に暮らすお年寄りはたくさんいる。

一人暮らしの高齢者が亡くなると、それは孤独死ということになるが、これは仕方がないことなのだ。問題は、定期的に訪れる人もなく、そのため死体が何カ月もたってから発見される、いわゆる無縁死である。孤独死と無縁死は分けて考えたほうがいい。ちなみに先の調査で、亡くなってから発見されるまでの日数は、２００６年で男性が約12日、女性は約6・5日という結果だったそうだ。男性のほうが女性の2倍、無縁死に近い。

無縁社会に対しては新しい動きがいくつも出ている。たとえば長野県のある村では、認知症のお年寄りが道に迷って亡くなるという出来事をきっかけに、村ぐるみで声を掛け合う運動が始まった。また、築20～30年のマンションでは13％ぐらいが孤独死といわれているが、千葉県柏市のある団地では、段階の世代以降の人でまだ元気な人たちが、パトロール隊を組織し、団地ぐるみで見回りを実施している。私のいる国立長寿医療研究センターは愛知県大府市にあるが、そのいくつかの地区では、江戸時代の五人組の復活、つまり「向こう三軒両隣」運動というのが実験的に始められている。要は、味噌や醤油の貸し借りができるような隣近所づきあいをつくっていこうということだ。

こうした動きはプライバシー、個人情報保護という流れに逆行する。たしかにそれはそうなのだが、若い人と違って高齢者の場合は、個人情報の価値は大幅に減って、むしろ隣近所の人が自由に出入りできる環境のほうが安全なのだ。私の義父は軽い認知症なのだが、知らない物売りの人と、長い時間話し込んでしまう。認知症の人は、たとえ相手が泥棒でも、話し相手になってくれる人は大歓迎なのだ。

留学のとき経験したことだが、アメリカにはこうした近所づきあいが残っている。その中核になっているのが教会で、土日は地域の人が必ず顔を合わせる。私は若かったので、そのときはむしろわずらわしいと感じたが、いま考えれば、あれは貴重な財産だと思う。日本では、特に都会だが、「隣は何をする人ぞ」とばかりに、近所づきあいをおざなりにしてきた。そのツケがまわってきたわけで、自業自得といえば自業自得だが、もうそんなことをいっている場合ではない。IT技術を駆使して、電気やガス、水道の消費量が、急激に減っていないかどうかをチェックする方法もあるらしいが、それは一つのセイフティーネットではあっても、本質的な解決ではない。命だけは救えても、また孤独状態にしておくのでは、解決とはいえないだろう。

4年ほど前に、エレベーターのない5階建ての団地を調べたデータがあるのだが、結論からいえば、お年寄りは1階に住むべきだということだ。調査した団地に住んでいたのは全部で86人の高齢者で、階別に見ると5階が2人、4階が1人、3階が12人、2階が21人、1階が50人。4、5階に住んでいるのはわずかに3人で、これはエレベーターがないのだから当然である。階段を上がる体力がなければ、現実問題として住めない。

1、2、3階の人のGDS（老年期うつ病評価尺度）を調べてみると、1階の人の8％、2階の人の14・3％、3階の人の33％が、うつだったのだ。上に行けば行くほど、うつの傾向が強いわけだが、これはエレベーターがあってもあまり変わらないと思う。したがって老人はなるべく1階に住むべきなのだが、最近の高専賃などの建物を見ていると、1階にはたいてい店舗や医療機関が入っている。あれは間違いだ。

私は講演会などで、こんな作り話をすることがある。Aさんはマンションの最上階の部屋を購入した。定年でリタイアすると、そこからの眺めが気に入ったからだ。一日中眺めていても飽きなかった。そのうち妻に先立たれ、一人暮らしとなってしまった。部屋は荒れ放題、Aさんの栄養状態も悪くなった。これではいけないと思い、昔の知人に電話して、病院を紹介してもらおうとした。ところが、その知人は認知症になっていて、紹介どころの話ではない。Aさんをおぼえてさえいなかったのだ。Aさんは別のツテを頼り、療養型病床を探してもらったが、全部満員で断られた。Aさんはうつ病になり、その見晴らしのいい部屋で、悪臭にまみれて死んでいった。遺体が発見されたのは1カ月ほどたってからだった……。

私のこの作り話を聞いた人から、「最近、最上階の部屋を買ったが、どうしたらいいだろう」と相談を受けたのは、1回だけではない。

ただ、最初に書いたように、すべて孤独がいけないというものではないだろう。孤独と交流をうまく組み合わせることが望ましいと思う。

西洋医学は漢方薬をどう生かすのか

私が初めて漢方にふれたのは、アメリカ留学から帰ってきた直後ぐらいだったと思う。糖尿病の末梢神経障害には、ほてり、しびれ、冷感、立ちくらみなどなど、数え切れないほど多彩な症状がある。それに対して西洋医学では、ビタミンB12や痛み止めなど、さまざまなトライアルがある。

一方、漢方薬というのは一つの成分だけでできているものはなく、必ず複数の成分が配合されていて、複数の症状に効くようにできている。したがって糖尿病の末梢神経障害のように、たくさんの症状が出る病気には、「証」が合いさえすれば、非常に有効な場合があると考えられる。証というのは漢方の考え方で、症状も含めたその患者の状態のことだ。そこで、牛車腎気丸という漢方薬を研究することになり、その取りまとめ役としてデータの整理をしたのだった。どういう症状が、どういう頻度で起こるかを調べ、頻度の高い順に並べると、その多くが牛車腎気丸の効能と一致することがわかり、論文にまとめて発表した。

漢方というのは、悪くいえば対症療法なのだ。高血圧で頭が痛くなったり、肩こりになったりすることがある。西洋薬は血圧を下げることができるが、血圧を下げても頭痛や肩こりが治らない場合もある。漢方薬は血圧を下げることはできないが、症状にはダイレクトに効果がある。

老年症候群というのは、老化によっていろいろ困った症状が出る。老化そのものを治す薬があれば、症状も消えるのだろうが、そんな薬は、西洋にも漢方にも、どこにもない。したがって受け入れるしかない。しかし、それに伴う症状は抑えたいわけだから、対症療法である漢方薬は、老年症候群には向いているといえる。しかも、糖尿病の末梢神経障害のように、たくさんの訴えがある場合、その一つ一つに対応する西洋薬を出していたのでは、大変な種類になる。漢方薬なら一つの薬で三つの症状に効くかもしれない。これはお年寄りの医療では、武器になりうる。もちろん、全部を漢方薬で済まそうとするのは、間違いだが……。

最近、やはり私が取りまとめ役として調査し、論文に仕上げたものに抑肝散がある。認知症の周辺症状に、イイライラして声を荒げる、怒りやすくなる、夜も眠れない、といった症状があり、ご本人はもちろん、家族にとってもつらいものだ。この症状に対して、これまでは少し強めの抗精神薬を出していた。しかし、逆に寝たきりになって生活のレベルが落ちたり、転びやすくなったりするという欠点があった。そしてついにアメリカでは、この薬は認知症に対しては長期投与してはいけないということになった。

それで困ったわけだが、そんなとき、比較的重症のアルツハイマーの周辺症状に対して、抑肝散が効果があり、しかも寝たきりになったりすることもないという論文が、東北大学の先生から出されたのである。それならもう少し軽い、外来に来られるレベルの人にも効果があるかどうか調べようということになったわけだ。

被験者を2群に分け、投薬の時期をずらすクロスオーバーという方法で調査したところ、大変効果があるという結果が出た。イライラすることもなく穏やかになり、生活のレベルも落ちなかったのだ。しかも、面白いことがわかった。薬をやめても1カ月間は、患者は穏やかな状態が持続したのだ。

なぜ薬の効果が持続したのか、考えられることは二つぐらいしかない。脳の中で、イライラ神経を刺激するような、何かバランスの悪い状態があったのを、抑肝散が一時的によいバランスにしたわけだが、薬の効果が持続して、もとのバランスの悪い状態に戻るのに1カ月かかったのではないか。これが一つ。しかし、薬の効果はそんなに持続しないと考えるのが普通だ。

そこで、次に考えられるのが反応性の効果だ。認知症の場合、イライラしたり、言葉が荒くなったりするのは、周りとの関係の影響が大きい。専門のよい施設で、慣れた人が上手にケアしてあげると、薬など使わなくても、穏やかになることはいくらでもあることなのだ。つまり、薬で本人が穏やかになったので、周りの人もハッピーになり、やさしく接するようになる。薬をやめた後も、以前のように売り言葉に買い言葉で接することはしないので、本人も安心し、あまりイライラしなくなる。このように考えることも可能ではないかと思う。これを「持ち越し効果」という。

その後も薬を中断して観察を続けているが、短い人で1週間、長い人では2カ月も効果が持続する。ただ、もともと周囲との関係だけが原因で悪くなったわけではなく、何らかの器質性のバランス障害があるので、休薬期間がある程度の長さになると、また調子が悪くなる。

どのぐらいの投薬期間に対して、どのぐらいの効果持続期間があるのか、そのへんは今後の研究課題だが、この発見にはとてもメリットがあるのだ。というのは、抑肝散には副作用があり、カリウムが下がったり、血圧が上がったりする。もし1カ月薬を出して、次の1カ月、薬を休むことができれば、副作用のリスクは格段に減る。こうした薬の出し方ができれば、医療技術の一つの進歩ではないかと思う。

経験によって裏打ちされてきた漢方に対して、西洋医学的な実証を加えていくことは必要なことだ。単に症状という切り口だけではなく、脳の中の血の巡りとか代謝などの、どういうところにどう作用しているのか、それを放射線的な検査機械も駆使して、画像として明らかにしていくことも必要だと思っている。

また、今後の研究で、漢方の中の単一の成分が、何か強力な効果を持っていることがわかれば、それを西洋薬と組み合わせたり、場合によっては、その成分を抽出して西洋薬として作り直すことなども、可能性としては考えられる。

いずれにしても、私自身、これまでいくつかの調査や研究を手がけてきたという経緯もあり、漢方については非常に興味深い領域だと思っている。

長生きはリスクか

新聞に出ていたのだが、ある生命保険会社の長生きに関する意識調査によると、長生きを不安ととらえる人が回答者全体（20～65歳の男女８３２人）の85・７％に達したという。また、「長生きはリスク」と考えている人が68・３％を占め、その中の20～30代男性で「長生き願望がある」と答えた人は27％、20代男性に限ると22％にすぎなかったというのである。

要するに、いまの若い人は、年をとるのは危険である、リスクであると考えているのだ。いつごろからそうなったのかというと、リーマンショック以降の不況の影響が大きく、特に最近の年金詐欺（年寄りが亡くなっても届けず、年金だけもらい続ける）によって、高齢者になることに嫌気がさし、元気なうちに死にたいと思う若者が急増したのである。

私にいわせると、こういう若者、つまり計画性もなく、若いときに好き放題やって、元気なうちに死にたいなどという若者は、実際に年をとると、もう死にたくはなくなり、自殺する勇気もない。しかも、お金も誇りもない。ホームレスが増えるのか、犯罪が増えるのか知らないが、考えてみると恐ろしい社会になりそうだ。

最近の若者はＫＹなどといって「あいつは空気が読めない人間だ」と思われるのを極端に嫌う。みんなで空気を読み合って、対立せず、仲良しこよしの関係でいようとする。

１９６０年代から70年代にかけて、いまと比べれば日本はまだまだ貧しかった。学生は本ばかり読み、激しいディスカッションに明け暮れる毎日だった。その頃、空気を読む若者など、だれもいなかった。

日本は豊かになった。特殊な状況で飢え死にする人はまれにいるが、しかしそれは大きなニュースになる。それほど日本から飢えはなくなったのだ。コンビニから出る売れ残りの弁当で、何人ものホームレスを養えるほど日本は豊かになったのだ。

しかし、昔の若者に比べ、いまの若者はどれほど精神的に豊かになっただろう。一向に減らない自殺者の数ひとつとっても、私は悲観的だ。

生活は貧しくても精神的に豊かな時代があったことを、私たち大人が若者に伝えなければならない。子どもは親の背中を見て育つのだとすれば、責任は私たちにある。経済成長や繁栄の中で、若者と真剣に向き合い、ディスカッションすることをないがしろにしてきた私たちにこそ、責任があると思う。

「説教は聞きたくない」といわれるかもしれない。しかし、これから超高齢社会になって、いいことなどひとつもないと思っている若者に、新しい価値観を創造して、「年をとることも悪くない」と思ってもらえるようにしなければならない。遅きに失した感はあるけれど、どうしたら明るい超高齢社会を迎えることができるか、若者と議論し、譲るところは譲り、譲れないものはあくまでも主張し、貫き通していかなければならない。

日本は世界のだれも経験したことのない超高齢社会に入っていく。どこにも参考書はない。私たち大人は、一刻も早く、若者と今後のことを議論しなければならない。ウィズ・エイジングはそれを求めている。

〈付録〉

老いのことわざや名言をウィズ・エイジングで読み解く

年寄りの冷や水

岩波国語辞典には「老人が、自分の年も忘れ、負けん気を出して、しなくてもいいことをすること」とある。しかし、どうだろう。昔の年寄りといまの年寄りでは、年齢が全然違う。年齢とともに肉体は変化していくのだから、何事も注意深くやらなければならないのはもちろんだが、少なくとも昔の年齢基準を当てはめるのでは、この言葉は成立しない。

老いては子に従え

これは「女の三従」の一つだろう。つまり「女は幼いときは父に従い、嫁に行ったら夫に従い、夫が死んだら子に従う」べきだというのだから、かなり男尊女卑ではないか。私が現代風に解釈するとしたら、この言葉は、何も盲目的に従えといっているのではなく、従うようなふりをして、子どもを上手にコントロールしなさいという意味だと思う。

老いの一徹

要するに頑固ということだと思うが、これはいまの時代には必要なことではないか。科学の世界では、新説が出てブームになると、それにすぐ飛びつき、ブームが去ると別の流行に飛びつく、そういう輩はもっとも軽蔑される。文学なら文学、思想なら思想、職業なら職業、自分が自信を持って選んだものなら、それを貫き通すことが大切だと思う。

感情のトーンスケールというのがある。感情のエネルギーとして高いのは、上から順に挙げると、熱狂、陽気、強い興味、保守的、満足などだ。退屈ですら感情のエネルギーとしては高いほうに位置する。

反対に低いのは、肉体の死、無気力、悲しみ、同情などで、感情のエネルギーとしては沈滞している。うつに近い。保守的、頑固などは生き生きした感情といえるのだ。

保守的、頑固というと、私は石原慎太郎さんを思い浮かべる。彼は、話の内容はともかく、感情をむき出しにして断定的に話す。ところが授業で石原さんのことを話題にしても、学生には全然ウケない。乗ってこないのだ。多分、トーンスケールでいえば石原さんは高く、最近の学生は低いのだろう。

もし「老いの一徹」を、状況に関係なく、いつも同じことを主張するというふうに解釈すると、それはもう老化現象の一つであり、治療の対象になる。しかし、それは「老いの繰言」というべきで、「老いの一徹」とは違う。年をとると、どうしても記憶に残る昔のことを話す傾向があり、「老いの繰言」は、うつやもの忘れの範疇に入るのかもしれない。

七十の三つ子

「六十の三つ子」「八十の三つ子」ともいうらしい。年をとると子どもに還るという意味だ。しかし、いまの時代、六十や七十で子どもに還るのは早すぎる。少なくても「八十の三つ子」、いや「九十の三つ子」のほうが適切だろう。認知症の人が子どもに還る様子をよく表していると思い、人口に膾炙しているとはいいがたいが、挙げてみた。

年寄りのもの忘れ、若者の無分別

この言葉で思い出すのは、高齢者の自動車免許取り上げのことだ。75歳以上で、軽いもの忘れの人が交通事故を起こすと、記憶力検査の対象となり、結果次第では免許が取り上げられる。しかし、この年代より、20歳前の人のほうが事故率は高いのだ。高齢者の軽いもの忘れと若者の無分別は、社会的には同等に扱うべきものだと思う。

年には勝てぬ

いまでもよく耳にする言葉だ。体力の衰えを嘆いているわけだが、特に坂道を登るときのように負荷がかかった場合、つい「年には勝てない」などと弱音を吐いてしまう。しかし、考えてみると、なにも若者と同じように坂道を登っていく必要はない。ゆっくり登ればいいのである。私としては「知恵は年に勝つ」といいたい。

年の功

「亀の甲より年の功」というふうに使う。功は劫(＝非常に長い年月)とも書くようだ。私は、「年の功」はウィズ・エイジングという考え方の核心部分を表わす言葉だと思っている。功には手柄という意味があり、年をとるということは、褒められるべき立派なことなのだ。そこにもう少し目を向けようというのがウィズ・エイジングという考え方だ。

老婆心

親切すぎて、いらぬお節介をやくことだ。老婆というけれど、いまの若い母親の〝教育熱心〟はまさにこれで、ということは、いまの若い母親は老婆なのかもしれない。

老いは怖くない。目標を失うのが怖い。

プロスキーヤーで冒険家の三浦雄一郎さんの言葉だ。三浦さんは10年ほど前、私が勤めていた病院に健康診断にみえた。また、高齢者フォーラムでもご一緒した。私はアンチ・エイジングを批判しているが、それはサプリメントやホルモン補充療法に頼るアンチ・エイジングであり、一方、三浦さんが実践しているのは、人間の可能性を広げようとする真の意味でのアンチ・エイジングだ。私はすごいと思っている。

三浦さんが怖くないといっている老いは、年齢の老い、肉体の老いだ。それに対して、精神的な老い、心の張りを失う老いは怖いといっているのだ。

おわりに

数年前、年をとるに従って起きてくる体や心の変化を、もっぱら「不利益」という観点からのみとらえる「アンチ・エイジング」という考え方が日本に輸入された。アンチ・エイジングは、いつまでも若々しくありたいと願う中高年の人びとの心理を巧みにとらえ、また産業界の思惑とも合致し、瞬く間に日本中に広がった。

若々しくありたいのは自然の欲求だが、行き過ぎたアンチ・エイジングにはおかしなことがたくさんある。いや、それ以前に、そもそも加齢による変化は、本当に悪いことばかりなのだろうか。円熟した老い、年輪を重ねた人生にいい知れぬ魅力を感じるのは私だけだろうか。そんなことはないだろう。少なくとも医療や福祉の現場で、老いに寄り添い、老いとともに生きることに日々心を砕いている方は多いのだ。

この本の終盤を書いているとき、日本は未曾有の災害に見舞われた。津波は無情にも尊い命を一瞬にして奪い去り、原発事故は周辺住民を住み慣れた故郷から追い払った。天災と人災で、長期間、流浪に近い生活を余儀なくされた人びと、特に高齢者の不安を思うと、胸が痛み、言葉もない。

このような困難なときにこそ、年配の方々の存在は大きい。なぜなら、いま求められ

ているのは人と人の絆だ。人を束ね、まとめ、心を一つにしていく智恵を多く持ってい
るのは年配者だからだ。実際に、その期待に応えられる経験と信念を持っている多くの
年配者がいることを、私は知っている。

日本経済には陰りが見えはじめ、超高齢社会が、それこそ津波のようにやってくる。
これはいつ来るかわからない津波ではなく、もうすぐ、確実にやってくる津波だ。その
時代をどう生きていけばいいのか、本書を世に問う意味はそこにあると思っている。

本書の出版にあたっては、文章を整えていただいたグリーン・プレス編集部の岡崎保
さん、遅筆の私を励まし、辛抱強く待っていただいた清水光昭さんに、長い間お手数を
掛けました。この場を借りて厚く御礼申し上げます。

鳥羽研二

2011年6月

GreenPress
ブックス

著者略歴

鳥羽研二（とば・けんじ）

国立長寿医療研究センター・病院長。1951年、長野県生まれ。1978年、東京大学医学部卒。米国テネシー大留学、東京大学医学部老年病学助教授をへて、2000年から杏林大学医学部高齢医学主任教授。2006年からは同大学病院もの忘れセンター長を兼務。専門は認知症を中心とする老年医学。2010年から現職。著書に『間違いだらけのアンチエイジング』（朝日新書）、『認知症の安心生活読本』（主婦と生活社）など、編著に『高齢者総合的機能評価ガイドライン』（厚生科学研究所）など、訳書に『エンドオブライフ・ケア　終末期の臨床指針』（医学書院）など。

ウィズ・エイジング

何歳になっても光り輝くために……

初版発行	2011年7月20日
著　　者	鳥羽研二
発 行 人	清水光昭
発　　行	株式会社グリーン・プレス 〒156-0044 東京都世田谷区赤堤4-36-19　UKビル TEL 03-5678-7177　FAX 03-5678-7178 http://greenpress1.com
印刷・製本	光写真印刷株式会社

ISBN978-907804-17-6